ÉTUDES

DE

CHIRURGIE PULMONAIRE

PAR

Le Docteur G. BRESARD

Ancien interne des hôpitaux

PARIS

G. STEINHEIL, ÉDITEUR

2, RUE CASIMIR-DELAVIGNE, 2

1897

ÉTUDES

DE

CHIRURGIE PULMONAIRE

IMPRIMERIE LEMALE ET Cie, HAVRE

ÉTUDES

DE

CHIRURGIE PULMONAIRE

PAR

Le Docteur G. BRESARD

Ancien interne des hôpitaux

PARIS

G. STEINHEIL, ÉDITEUR

2, RUE CASIMIR-DELAVIGNE, 2

1897

ÉTUDES

DE

CHIRURGIE PULMONAIRE

CHAPITRE PREMIER

Historique.

Comme le dit fort bien M. le professeur Terrier, on ne peut considérer comme opération de chirurgie pulmonaire les interventions pratiquées sur le poumon il y a plus d'un siècle par Pouteau et quelques autres opérateurs.

Ces interventions furent des surprises, comme en témoigne le cas de l'aumônier de l'Hôtel-Dieu de Lyon auquel Pouteau croyait ouvrir simplement un empyème. Il vit à son grand étonnement « une explosion subite de l'air qui éteignit la bougie ». Il en conclut qu'il avait ouvert le poumon. La seule fois où il voulut ensuite ouvrir délibérément le poumon, faire de la chirurgie pulmonaire, c'était sur un de ses collègues qui n'accepta pas d'ailleurs l'intervention, au grand dépit de Pouteau.

La chirurgie pulmonaire reste donc à l'état théorique et aussi bien à l'étranger qu'en France.

A Dublin, sir Edward Barry, en 1724, et Gumprecht à Gœttingue, en 1793, préconisaient la pneumotomie sans l'appliquer. Ajoutons qu'à cette époque d'ailleurs, les médecins confondaient les lésions pulmonaires et pleurales.

L'histoire de la chirurgie pulmonaire est donc toute récente. Cependant nous voyons, en 1845, Hastings ouvrir délibérément des cavernes tuberculeuses chez deux malades dont l'un guérit.

Néanmoins ces essais sont isolés et, jusqu'en 1873, la pneumotomie « tombe dans l'oubli et l'abandon (Truc) ».

C'est ce qui explique la phrase de Trousseau parlant des abcès pulmonaires. « Notre intervention ne saurait avoir de prise sur une affection de cette nature placée tout à fait en dehors de notre moyen d'action. »

A partir de 1880, la chirurgie pulmonaire entre dans la phase expérimentale.

Gluck en 1881, Koch en 1882, Hans Schmitt et Marcus, par de nombreuses expériences prouvent la possibilité de perforer, cautériser, inciser, réséquer le poumon et même d'enlever un poumon entier sans grand dommage pour l'animal en expérience. A la suite de ces expériences, les faits cliniques se multiplient, en Angleterre surtout. En France ils sont moins nombreux, et Richerolle dans sa thèse de 1892 ne relève guère que 8 cas de chirurgie pulmonaire depuis 1884.

En 1891, la chirurgie du poumon est encore si peu entrée dans les mœurs chirurgicales, que le *Traité de chirurgie, Duplay, Reclus,* en huit gros volumes, ne consacre que 4 pages à cette question, malgré le grand intérêt présenté par des cas isolés, publiés antérieurement.

Enfin en octobre 1895, le Congrès de chirurgie, en mettant la chirurgie du poumon à l'ordre du jour l'a fait entrer définitivement à l'étude et a provoqué des discussions fort instructives, soit directement au IXe Congrès, soit indirectement à la Société de chirurgie dans le mois qui suivit.

Nous bornerons là cette courte notice historique, renvoyant le lecteur à la thèse de Truc, à l'article de Foubert dans les *Archives générales de médecine* de juillet 1887 et à la thèse de Richerolle, 1892.

Bien que de date récente, la chirurgie pulmonaire est déjà fertile en nombreuses applications. Elle peut donner matière à un travail fort important et du plus haut intérêt. De fâcheuses circonstances nous ont forcé d'interrompre ce travail que nous avions entrepris. Aussi ne présenterons-nous ici que quelques études sur les points les plus en vue actuellement de la chirurgie du poumon, et qui n'ont pas été présentés d'ensemble dans les études faites antérieurement ; tel sont : l'exploration chirurgicale du poumon, — l'intervention opératoire dans les hémorrhagies pulmonaires, — la technique opératoire, — le traitement chirurgical de la dilatation bronchique.

Nous terminerons par l'étude d'une complication qui semble ne pas avoir attiré l'attention des opérateurs et qui se trouve être cependant relativement fréquente, nous voulons parler des abcès du cerveau consécutifs aux interventions pour suppurations pulmonaires.

CHAPITRE II

Exploration.

Le plus souvent le chirurgien n'est appelé à intervenir sur le poumon qu'à la requête du médecin qui a fait le diagnostic de l'affection et qui devant l'impuissance de la médication interne a posé l'indication d'une intervention directe.

La percussion et l'auscultation habituellement employées en pareil cas sont, il faut bien le reconnaître, assez souvent insuffisantes pour fournir au chirurgien des renseignements précis.

De nombreuses interventions ont précisément permis de vérifier l'infidélite de ces moyens, même entre les mains d'habiles cliniciens.

Dans la thèse de Truc (1) nous voyons déjà que dans l'observation de Bull (*Nord medic. Archiv.*, 1883) on avait diagnostiqué une grande caverne et à l'autopsie on trouva une bronchiectasie réticulée. Même erreur dans l'observation de Maikey (*Brit. méd. J.*, sept. 1889).

Dans notre observation VII les choses se passent de même et nous voyons des cliniciens comme le professeur Potain et le Dr Cuffer porter le diagnostic de collection pul-

(1) Truc. Thèse de Lyon, 1885.

monaire, probablement interlobaire alors qu'il s'agissait d'une bronchiectasie réticulée étendue à tout le lobe inférieur du poumon.

Les deux cas cités par M. Michaux (1) au 9e Congrès de chirurgie ne sont pas moins probants ; et dans un de ces cas où l'autopsie fit reconnaître l'erreur de diagnostic quant au siège, ce siège avait été précisé et dessiné sur la paroi même par un clinicien émérite comme M. Fernet. L'observation que M. Bazy (2) rapporte au même congrès, et dans laquelle l'opération d'abord commencée au niveau de la huitième côte dut être reprise au niveau du quatrième espace intercostal, siège exact de la lésion, en est encore une preuve.

Nous pourrions multiplier les exemples, ceux-là sont assez démonstratifs. D'ailleurs cette insuffisance de l'exploration médicale pour obtenir un diagnostic précis de certaines affections pulmonaires est reconnue par beaucoup de chirurgiens qui se sont occupés de chirurgie pulmonaire et même par des médecins. Quincke, cité par le professeur Terrier (3), ne dit-il pas : « Le siège des cavités est bien plus difficile à diagnostiquer que leur existence. » M. Ricard (4), à propos d'une observation des plus intéressantes a insisté sur ce point à la Société de chirurgie. M. Quénu (5) soutenant la même thèse, ajoutait : « C'est en définitive aux méthodes chirurgicales qu'il appartient de donner des renseignements positifs. »

(1) Michaux. 9e *Congrès de chirur.*, p. 94.
(2) Bazy. 9e *Congrès de chirur.*, p. 79.
(3) Terrier. Leçons. *Progrès médical*, 1896, n° 48.
(4) Ricard. *Comptes rendus Soc. de chirurgie*, décembre 1895.
(5) Quénu. *Comptes rendus Soc. de chirurgie*, décembre 1895.

Que dirons-nous s'il s'agit d'une hémorrhagie pulmonaire dont il faut découvrir la source, pour faire son hémostase ; d'une fistule pulmonaire qu'on voudra fermer? Pour toutes ces raisons, il est de toute évidence que dans bien des cas une exploration directe chirurgicale du poumon sera nécessaire et pourra même constituer souvent le premier temps des opérations sur le poumon.

Cette exploration directe avait déjà permis en 1884 à Rhoden (1) et à Pridgin Teale (2) de découvrir un abcès du poumon et de l'ouvrir ; et cela grâce à la sensation de consistance plus grande du poumon, à l'absence d'élasticité et de crépitation au point où siégeait cet abcès.

Mais cette manœuvre était fortuite et avait lieu dans une plèvre malade évacuée par l'empyème. On peut se trouver au contraire en présence de cas où l'on ne rencontre non seulement pas d'épanchement pleural, mais pas même d'adhérences, et c'est alors surtout que l'exploration chirurgicale du poumon deviendra utile, sinon nécessaire.

Comment pourra se faire cette exploration ?

Une des raisons suffisantes pour expliquer les hésitations des chirurgiens à intervenir dans certaines affections du poumon, c'est qu'ils en considéraient l'abord comme défendu par la cavité pleurale, que beaucoup redoutent encore aujourd'hui d'ouvrir. Un chirurgien, non des moins hardis, M. Tuffier, ne disait-il pas à la Société de chirurgie, il y a un an : « L'obstacle principal à nos interventions est le pneumothorax (3). » C'est cette crainte du pneumothorax

(1) *Revue Hayem*, XXV, p. 300.
(2) *The Lancet*, july 1884.
(3) TUFFIER. *Soc. de chirur.*, décembre 1895.

qui lui a fait rechercher et trouver un mode d'exploration chirurgicale extra-pleural du poumon, dans le cas où l'exploration médicale ne préciserait pas suffisamment le siège de l'affection. Ce procédé consiste à explorer le poumon à travers la plèvre pariétale décollée et appliquée sur lui.

Pour faire ce décollement de la plèvre, il faut, après avoir réséqué 3 ou 4 centim. de côte, inciser l'espace juste en son milieu, là où la plèvre est moins adhérente ; puis après avoir bien libéré sa face externe des fibres musculaires qui peuvent y adhérer, on décolle la plèvre de la paroi avec l'extrémité du doigt cheminant avec prudence pour éviter une perforation qu'on sera toujours prêt à obturer. D'ailleurs si une petite déchirure se produit accidentellement, il est remarquable que la plèvre s'applique contre le poumon et s'oppose au pneumothorax, grâce sans doute au décollement déjà obtenu et à cette adhésion naturelle signalée déjà par le professeur Duplay (1), « adhésion qui suffirait dans certains cas de plaie très étroite à lutter avec succès contre la rétractilité pulmonaire, et cela, tant que par suite de conditions difficiles à déterminer, l'air n'aurait pu arriver à s'insinuer entre les deux lames séreuses intimement accolées autour de la blessure et qu'il ne se serait pas établi ainsi sur la face externe du poumon, une pression égale à celle qu'il supporte du côté des culs-de-sac bronchiques ».

On crée ainsi ce que l'on peut appeler un pneumothorax externe.

Celui-ci serait sans aucune gravité et permettrait, d'après

(1) In *Dict. de Jaccoud*, art. Plèvre.

M. Tuffier, d'explorer le poumon avec le doigt et même avec la main, facilement, sans avoir à redouter un pneumothorax vrai qu'il estime pouvoir être de la plus haute gravité.

Voici le manuel opératoire de ce décollement tel que l'a décrit minutieusement son auteur (1) :

1er Temps. — Le malade étant chloroformé et bien placé, après avoir marqué le point où les signes physiques ont permis de localiser le foyer, pratiquer une incision de l'espace intercostal et en plein milieu de cet espace, point où la plèvre pariétale est le plus décollable. L'hémostase sera faite d'une façon rigoureuse pour ne pas être gêné par le sang.

2e Temps. — Arrivé sur la plèvre pariétale, on l'examine et on la libère parfaitement de toutes les fibres musculaires qui peuvent lui adhérer. Si les lésions paraissent ne pas siéger à ce niveau, on décolle cette plèvre avec précaution au niveau des bords supérieurs et inférieurs des côtes sus et sous-jacentes. La côte étant bien dénudée avec l'aide de la rugine, on résèque si besoin est le nerf intercostal, on pince les vaisseaux, artères et veines intercostales, et on détache avec le costotome une portion plus ou moins considérable de la côte. Le décollement opéré et les deux feuillets de la plèvre venant au contact, on voit le poumon avec ses aréoles et sa coloration grisâtre se mouvoir dans un mouvement alternatif de montée et de descente. Plus ce décollement est considérable, plus il est facile de palper le poumon jusque dans ses profondeurs ; mais cette palpa-

(1) Tuffier. *Soc. de chirur.*, 13 novembre 1895.

tion ne me paraît pas nécessaire à la découverte des foyers morbides qui sont en général périphériques. Cette zone d'exploration peut être très grande. On ne décolle pas seulement la plèvre sur la surface mise à nue par la résection costale, mais la main s'insinuant sous la voûte costale, détachant de la paroi costale la plèvre que le retrait partiel du poumon attire en dedans, peut remonter jusqu'à la hauteur de deux ou trois espaces intercostaux, ou filer très loin le long de la face profonde de la côte. Je comparerais volontiers le pneumothorax ainsi créé à une chambre voûtée dont le plancher est formé par la plèvre, la voûte par le gril costal. Une ouverture pratiquée dans le plafond permet de voir et d'explorer l'intérieur. Cette ouverture c'est la brèche de la côte réséquée.

3e Temps. — On s'arrête dans ce travail de décollement quand on a trouvé sur le poumon un point dont la consistance et l'aspect permettent de supposer que là siège le foyer que l'on recherche. Au besoin, si l'on est gêné, on peut pratiquer une résection plus considérable des côtes. Arrivé sur le foyer induré, il ne reste plus qu'à l'ouvrir et à protéger la surface décollée contre l'écoulement des liquides du foyer.

Un large drainage suffit ultérieurement.

Ayant eu recours en 1890 au décollement de la plèvre pariétale pour explorer le sommet d'un poumon à l'occasion d'une cure de hernie pulmonaire, M. Tuffier y eut recours à nouveau en 1891, pour se faciliter la résection d'un sommet pulmonaire contenant un noyau tuberculeux.

Après de nombreuses expériences et de nouvelles applications cliniques de ce décollement de la plèvre pariétale pour explorer le poumon, M. Tuffier concluait devant la Société de chirurgie à l'excellence de son procédé de thoracotomie extra-pleurale et le résumait dans les propositions suivantes :

1° Le décollement de la plèvre pariétale est facile à faire sans déchirure pour peu qu'on y mette de la précaution et de la patience.

2° Avec une résection de 5 centim. d'une seule côte on peut opérer un décollement de l'étendue de la main.

3° L'adhérence de la plèvre est plus grande aux bords inférieurs et supérieurs des côtes, lâche dans les autres points.

4° Au sommet du poumon, les ligaments de Sébileau ne font pas obstacle à ce décollement, qui est facile, sauf à la face interne où la plèvre est plus adhérente.

5° Ce décollement est plus facile à la face antérieure qu'à la face postérieure, surtout au niveau de l'angle des côtes.

6° La plèvre étant décollée, le poumon peut être exploré de visu et tactu avec grande facilité et les résultats que donne cette exploration sont d'une netteté étonnante.

M. Tuffier fait suivre ces conclusions de l'observation suivante d'un opéré chez lequel il avait eu l'occasion d'appliquer avec succès le décollement pleuro-pariétal.

Observation I. — Tuffier. (*Société de chirurgie*, 13 novembre 1895.)

Partie opératoire. — Le 7 novembre 1895, le malade endormi, couché sur le côté gauche, un coussin sous le flanc, on pratique une incision de 10 centimètres dans le 8e espace intercostal droit, au point exact où les signes cliniques localisaient le foyer. Après avoir incisé les muscles intercostaux, je mets à nu la plèvre pariétale dans toute l'étendue de mon incision, et je la libère exactement des fibres des intercostaux qui semblent s'insérer à sa surface. On voit le poumon chevauchant normalement sous cette plèvre pariétale et présentant sa couleur habituelle. Je décollai alors la plèvre pariétale sur le bord inférieur de la 8e côte, puis de la face interne de son bord supérieur, avec un peu plus de difficulté, au niveau des bords de la côte qu'au niveau de sa face.

La plèvre pariétale s'accole sur la plèvre viscérale, je résèque la 8e côte pour me donner plus de jour, sur une étendue de 5 centimètres et, continuant ensuite le décollement, j'arrive à isoler une étendue de la plèvre égale à la largeur entière de ma main.

Pendant tout ce temps, le poumon est facilement exploré. Entre les doigts, il est mou, souple, sans aucune inégalité de consistance.

Alors en continuant cette séparation pleuro-pariétale vers la partie supérieure de mon incision, j'ai brusquement la sensation d'une consistance ferme, dure, et complètement différente du reste de la surface pulmonaire. J'en conclus que c'est là le siège de la lésion ; et, réséquant le haut de la 8e côte sur une étendue de 7 centimètres, j'isole sur les parties latérales cette partie indurée qui est jaunâtre, et dont je puis facilement limiter l'étendue, la forme et les connexions.

Je vois que les 2 feuillets de la plèvre sont adhérents, à son niveau J'incise alors cette plaque, et après avoir traversé environ 1 centimètre de tissu pulmonaire, je tombe dans une énorme cavité, d'où s'écoule un pus brunâtre, infect, de nombreux caillots et des fragments de tissu pulmonaire du volume du pouce ; j'avais en soin, au préalable, de protéger mon décollement par de la gaze iodoformée.

L'incision pulmonaire est longue de 4 centimètres et demi, elle conduit dans une cavité du volume d'une orange, légèrement anfractueuse, présentant de véritables colonnes. Cette excavation est remplie de gaze iodoformée ; de même une mèche est placée dans l'espace sous-pleural décollé et le reste de la plaie est réuni.

Pendant tout ce temps le malade chloroformé n'a pas eu le moindre trouble circulatoire ou respiratoire, le poumon a continuer à fonctionner sous nos yeux suivant son rythme normal et le champ de l'hématose n'a été réduit que de la dimension de l'espace compris entre le thorax et la plèvre pariétale décollée.

M. Delorme (1) est arrivé aux mêmes conclusions avec des expériences cadavériques ; mais il est moins optimiste au point de vue de la facilité du décollement.

D'autres opérateurs redoutant moins le pneumothorax, incisent la plèvre, et introduisant le doigt dans la cavité pleurale explorent directement la face externe du poumon.

M. Bazy (2) recommande de ne faire qu'une petite ouverture, laissant passer juste le doigt et d'entourer celui-ci à sa base d'une compresse ou d'une éponge qui s'applique contre la plèvre et s'oppose ainsi à l'entrée de l'air.

M. Ricard (3) ouvre plus franchement la plèvre de façon à pouvoir bien explorer de visu et tactu le poumon malade.

Enfin, M. Delagénière (4), plus radical encore, n'hésite

(1) Delorme. *Soc. de chirurgie*, 13 novembre 1859.

(2) Bazy. *Soc. de chirurgie*, 20 novembre 1895.

(3) Ricard. *Loco citato.*

(4) Delagénière. *Arch. provinc. de chirurgie*, 1894.

pas à préconiser (et sa pratique vient à l'appui de son conseil) ; il n'hésite pas, dis-je, à préconiser l'ouverture large de la plèvre, après résection des 9e, 8e et 7e côtes et au besoin, après résection de la plèvre pariétale désossée par le procédé de Schédé.

Cette large ouverture permet ainsi l'exploration facile des lobes inférieurs du poumon, dans toute leur étendue, et permet même d'atteindre la scissure interlobaire, à condition de réséquer jusqu'à la 5e côte.

Voilà certes un procédé qui est loin de tenir compte du pneumothorax que nous avons vu tant effrayer la plupart des chirurgiens.

Quelle est la valeur de ces procédés si différents, je dirai même opposés? Lequel devra-t-on choisir au cas où l'on serait appelé à intervenir?

Le décollement de la plèvre et l'exploration extra-pleurale sont certes très séduisants en théorie, et ce procédé semble avoir été fort utile en trois occasions à son auteur. Mais à examiner de près on voit tout d'abord que son exécution n'est pas aussi facile que semble le dire Tuffier.

Cinq fois nous avons tenté ce décollement sur le cadavre, deux fois nous l'avons réussi à merveille, mais parce qu'il y avait symphyse de la plèvre.

Dans les trois autres cas où la plèvre n'avait aucune adhérence, nous avons crevé celle-ci malgré d'infinies précautions. Ce qui nous a consolé de notre échec, c'est que le professeur Terrier (1), exposant la méthode de M. Tuffier à son cours de médecine opératoire, ajoutait : « J'ai vu

(1) TERRIER. Leçons in *Progr. médic.*, n° 48.

opérer Tuffier et j'ai pu constater que, si facile que paraisse ce décollement, la plèvre avait été déchirée. » Il ajoutait aussitôt : « du reste, l'absence de tout accident indiquait que les feuillets pleuraux restaient en contact et qu'il ne se produisait pas fatalement de pneumothorax ».

M. Bazy (1), dans ses recherches sur le cadavre, avait éprouvé les mêmes mésaventures. Mais en admettant même qu'en des mains habiles, ce décollement se fasse très facilement ou, ce qui est plus conforme à la réalité, que malgré quelques petites déchirures le pneumothorax ne se produise pas, ce que nous avons constaté nous-même, quelle facilité ce décollement donnera-t-il pour l'exploration directe du poumon ?

Eh bien, nous répondrons franchement que, d'après nos recherches sur le cadavre, les sensations que l'on peut percevoir à travers la plèvre sont des plus obtuses, et ne peuvent donner aucun renseignement net dans le cas où précisément ce décollement pleural aurait son indication, c'est-à-dire quand il y a absence d'adhérences.

Nous avouerons même être arrivé à ces conclusions avec une sorte de désappointement, car nous avions entrepris nos recherches pour y trouver la confirmation de l'excellence de cet ingénieux procédé qui avait à priori toutes nos préférences.

Quelques observations cliniques ne sont-elles pas là pour infirmer d'ailleurs la valeur du procédé au point de vue de l'exploration.

M. Ricard (2) après incision de la plèvre explorant di-

(1) Bazy. *Loco citato.*
(2) Ricard. *Loco citato.*

rectement le poumon n'avait rien perçu, ce n'est que le doigt introduit dans le parenchyme pulmonaire qui permit de reconnaître le siège exact de l'abcès.

Voici d'ailleurs résumée cette intéressante observation dont la partie clinique est trop développée pour que nous puissions la transcrire malgré son haut intérêt. Elle se termine par cette réflexion qui en fait l'importance spéciale :

« Pour celui qui, à ce moment (veille de l'opération), aurait examiné pour la première fois le malade et n'aurait pas suivi pas à pas les modifications survenues dans les signes physiques pendant les semaines précédentes, il eût été impossible de ne pas se tromper. Il se serait, en effet, trouvé en présence d'une matité s'étendant du tiers moyen du poumon à la base, d'un souffle caverneux siégeant à la partie moyenne et d'une respiration rude à la base ; tous signes qui, à eux seuls, ne permettraient pas de porter un diagnostic exact. »

Observation II. — *Suppuration enkystée; probablement pleurésie interlobaire.* — Ricard. *Société de chirurgie*, 20 novembre 1895.

Partie opératoire. — Le 10 septembre la malade est descendue à la salle Lenoir, et le 12 septembre elle est opérée par M. Ricard en présence de M. Girandeau. La malade est dans un état de septicémie aiguë fort alarmant. Le teint est plombé et bleuâtre, la peau est plutôt froide, la température axillaire est descendue à 37°. La zone de matité correspond à la partie externe de l'angle de l'homoplate ; elle a les dimensions de la paume de la main. Ne pouvant inciser au niveau même de la septième côte recouverte par l'omoplate, M. Ricard pratique la résection de 10 centim. de la huitième côte immédiatement au-dessous de l'angle du scapulum. La plèvre, mise à nu, est incisée, dans toute l'étendue de la plaie et divisée ensuite crucialement. Les bords en sont relevés et il est facile de voir, à travers cette large boutonnière, le poumon de couleur rougeâtre, à peine rétracté ; sa consistance est à peu près celle du poumon normal. La palpation faite à sa surface ne décèle la présence d'aucune collection ; évidemment la cavité suppurante est profonde. M. Ricard incise alors environ 2 centim. de la surface pulmonaire et, coiffant son index du fond de cette incision, il l'insinue par effraction lente dans le tissu pulmonaire. Le doigt peut ainsi pénétrer dans toute sa longueur. A peine s'il se fait d'écoulement sanguin. Le trajet suivi par le doigt est oblique en bas et en dedans, l'extrémité du doigt doit être près du plan médian et à peu près au niveau de la neuvième dorsale. M. Ricard explore alors les différentes parois du trajet qu'il a ainsi artificiellement creusé, et, à son grand étonnement, croyant être bien au-dessous du foyer décelé par la percussion, il reconnaît qu'au-dessus de son doigt, la consistance du poumon est normale, et qu'au-dessous au contraire se perçoit une masse plus consistante. Sous le doigt un trocart est dirigé et atteint la partie résistante du parenchyme pulmonaire, dans lequelle il pénètre.

Une goutte de pus apparaît à l'extrémité libre du trocart, avant même qu'on ait pu mettre le tube aspirateur. Le doigt qui était resté dans le trajet, appuie sur le trocart, effondre la paroi supérieure de l'abcès et en se retirant laisse couler une certaine quantité de pus sanguinolent et fétide. Une mèche de gaze tamponne le trajet et prévient l'inoculation de la grande cavité séreuse. On ne pratique aucun lavage.

Les suites furent simples et, le 16 octobre, la malade pouvait être considérée comme guérie.

M. Ricard ajoute : « Cette observation montre donc que l'exploration pleurale même peut ne pas suffire, et qu'il convient de la compléter par une exploration directe du poumon. Elle contribue à mettre en relief ce fait : que les foyers de percussion et d'auscultation ne sont pas en rapport constant avec le siège précis de la lésion suppurative.

Dans les deux observations de caverne de la base rapportées par M. Michaux (1), ce chirurgien par l'exploration manuelle n'avait pu les percevoir.

Qu'aurait donné dans ces deux cas et dans celui de M. Ricard l'exploration extra-pleurale?

M. Monod à la Société de chirurgie a également fait remarquer de quelle insuffisance eût été ce mode d'exploration dans deux abcès opérés par lui et qui ne purent être reconnus qu'avec le doigt enfoncé de 10 centim. dans le poumon.

Dans le cas d'hémorrhagie il va de soi que ce procédé ne peut être applicable.

Les exemples de ce genre pourraient être cités en grand nombre. D'ailleurs dans deux observations de M. Tuffier ce mode d'exploration a permis de reconnaître quoi? le point où il y avait *adhérence* intime des plèvres par pleurite consécutive à une suppuration superficielle; dans ces deux cas la pleurotomie eût donné ce même renseignement sans danger de pneumothorax puisqu'il y avait adhérence.

Nous ne connaissons pas d'observation de lésion assez profonde pour laisser la plèvre intacte qui ait été reconnue par cette exploration extra-pleurale.

On pourra objecter que ce procédé a permis à M. Tuffier de percevoir nettement le noyau tuberculeux du sommet chez son opéré de juillet 1891.

Mais ici nous avons affaire à un cas tout particulier dans lequel le décollement de la plèvre permettait de palper, de

(1) MICHAUX. 9e *Congrès de chirurgie.*

tenir entre les doigts ce sommet, et les conditions d'exploration ne sont plus les mêmes qu'au niveau des lobes inférieurs, ceci est facile à comprendre.

En admettant encore que par ce mode d'exploration on arrive à reconnaître une lésion profonde dans un poumon sans adhérences pleurales, que fera-t-on alors?

Pour arriver à la lésion il faudra bien traverser cette plèvre qu'on craignait d'ouvrir. Dans ce cas on aura recours, dit M. Tuffier (1), à la suture des feuillets pleuraux (cette suture est d'ailleurs facilitée par le décollement, nous l'avons vérifié). Mais alors pourquoi n'avoir pas débuté par là sans allonger inutilement l'opération?

Que devient cette précaution minutieuse pour éviter l'ouverture de la plèvre à laquelle elle aboutit?

Car il reste bien entendu que l'exploration chirurgicale a pour but un diagnostic de siège et non d'existence de lésion, et qu'il faudra toujours parvenir à celle-ci.

Conclura-t-on à l'absence de lésion et laissera-t-on l'opération inachevée si cette exploration extra-pleurale est négative? C'est inadmissible.

On ira donc de l'avant, à la recherche de la lésion, et alors le décollement sous-costal que l'on aura pratiqué deviendra une réelle complication de l'opération, complication bien inutile.

Si nous résumons, nous voyons :

1° Que ce procédé d'exploration présente des difficultés d'exécution même pour son auteur.

2° Qu'il ne donne que des sensations obtuses.

(1) TUFFIER. *Soc. de chirur.*, 11 décembre 1895.

3° Que la clinique prouve son inefficacité dans la recherche des lésions profondes.

4° Que, dans le cas d'adhérences pleurales, il n'a plus de raison d'être.

5° Que, dans le cas de lésions profondes sans adhérences pleurales, il n'évite pas l'ouverture de la plèvre et manque ainsi son but.

Le décollement de la plèvre pour nous ne constitue pas un procédé d'exploration qui puisse être utile, il reste une manœuvre opératoire fort ingénieuse lans des cas absolument limités et rares ; comme le cas de noyau tuberculeux opéré par M. Tuffier, nous y reviendrons quand nous nous occuperons de la technique opératoire.

Reste la pleurotomie exploratrice.

Doit-on, à l'exemple de M. Bazy, la pratiquer avec timidité, faisant une incision juste suffisante pour introduire un doigt et bourrant la plaie pour éviter l'irruption de l'air dans la cavité pleurale.

M. Bazy se loue fort de ce procédé qui, dans un cas de gangrène opéré par lui, aurait permis une exploration de la face externe du poumon, avec irruption d'une très petite quantité d'air dans la cavité pleurale, *qui fut très bien tolérée*, ajoute ce chirurgien. Mais dans ce cas il y avait adhérence de la plèvre, et ne peut-on objecter à M. Bazy que, si dans ce cas un peu d'air est entré dans la cavité pleurale, un pneumothorax total avait grande chance de se produire si le poumon n'avait été adhérent.

Les précautions qu'il prend donc ne mettent pas à l'abri du pneumothorax, tout en limitant et gênant beaucoup l'exploration.

Dès lors ne conviendrait-il pas mieux de pratiquer la

pleurotomie large permettant une exploration sérieuse?

C'est l'avis de beaucoup de chirurgiens; de nombreux faits cliniques en montrent les avantages, c'est une méthode logique et conforme aux lois générales de la chirurgie.

Nous arrivons à la grosse objection que l'on fait à cette méthode, le pneumothorax.

Nous avons vu combien il est redouté par certains chirurgiens et nous savons que c'est lui qui fait reculer encore le plus grand nombre lorsqu'au cours de l'opération on ne trouve pas d'adhérence, c'est également pour l'éviter que Quincke (1) a employé ses méthodes lentes d'ouverture des abcès par les caustiques, à l'exemple des procédés chirurgicaux en honneur il y a un siècle.

Ce pneumothorax est-il tant à redouter?

Si nous consultons les traités et les ouvrages qui se sont occupés des plaies pénétrantes de poitrine, nous voyons que la complication la plus redoutée est l'hémorrhagie, mais non le pneumothorax.

Celui-ci provoque rapidement un ensemble de symptômes fort alarmants, mais qui le plus souvent s'amendent au bout de quelques jours, et en tous cas n'entraînent la mort que lorsque d'autres phénomènes s'y associent, tels que l'hémothorax ou la suppuration pleurale.

En examinant les faits cliniques, nous relevons dans la statistique de M. Reclus (2) deux cas de pneumothorax sur 62 interventions, sur le poumon; une seule fois le pneumothorax donna lieu à des symptômes inquiétants et le malade guérit néanmoins.

(1) Terrier. *Loco citato.*
(2) Reclus. 9e *Congrès de chirurgie*, p. 60.

Nous trouvons dans les *Archives générales* de 1887, la relation par Maas (*Arch. f. klin. Chirurg.*, T. 33) de 3 cas d'ouverture large de la plèvre, pour tumeurs de la paroi. Dans ces 3 cas, où le poumon sans adhérences se rétracta fortement, on n'eut aucun accident sérieux. Dans 2 cas, une légère diminution du pouls fit simplement ralentir l'anesthésie.

Dans le troisième cas rien d'anormal ne se passa, et cependant l'ouverture de la plèvre était longue de 11 centim. et large de 7. Il n'y eut d'ailleurs aucune suite fâcheuse sur l'état de la plèvre ni du poumon.

Ces faits entre beaucoup d'autres démontrent que le pneumothorax chirurgical présente encore moins de gravité que le pneumothorax traumatique. C'est une vérité que nous avait déjà révélée l'examen de nombreuses observations de pneumothorax au cours d'opérations thoraciques.

M. Delorme a fait ressortir ce point à la Société de chirurgie en 1895, en faisant observer qu'en effet, dans le cas de pneumothorax chirurgical avec large ouverture de la plèvre, l'air ne se trouve pas en tension dans la cavité pleurale comme dans le cas de plaie pulmonaire sans issue de l'air par la plaie extérieure. Dans ces cas, en effet, l'air se renouvelle à chaque inspiration et s'accumule dans la plèvre, et s'il n'est résorbé peut arriver à une tension qui non seulement refoule le poumon, mais les autres organes horaciques. Rien de semblable dans l'ouverture large de la plèvre où la pression atmosphérique se trouve simplement en équilibre et sur les parois bronchiques et sur la face externe du poumon.

Nous n'en conclurons pas certes comme M. Bazy que le pneumothorax ne présente aucun danger; mais si parfois, comme dans le cas rapporté par M. Quénu (1), le pneumothorax donne lieu à des signes inquiétants, le chirurgien pourra toujours se tenir à la hauteur des circonstances.

Mais il est un point encore que l'on semble trop avoir perdu de vue dans les discussions qui ont eu la chirurgie pulmonaire pour sujet, c'est que, loin d'être fatal dans les interventions chirurgicales sur le poumon, le pneumothorax au contraire sera exceptionnel.

En effet, la lésion qui nécessitera une opération ou bien aura provoqué des adhérences pleurales (ce sera le cas le plus fréquent, car on opérera surtout les lésions anciennes que le médecin aura renoncé à guérir), ou bien par suite des indurations périphériques de cette lésion, l'élasticité du poumon sera notablement diminuée et par conséquent les chances de pneumothorax total diminueront également.

N'est-ce pas ce que nous voyons se passer dans l'observation de M. Bazy où une petite quantité d'air seulement entre dans la cavité pleurale, dans l'observation de M. Ricard où le poumon s'est à peine rétracté à l'ouverture de la plèvre.

M. Quénu, d'autre part, fait remarquer qu'il faut faire une distinction au point de vue des dangers du pneumothorax suivant le point où l'on ouvre la cavité pleurale. D'après lui, si on incise la plèvre au sommet, on aura sûrement un pneumothorax (s'il n'existe pas d'adhérences)

(1) Quénu. *Soc. de chirurg.*, novembre 1895.

tandis que, toutes choses égales d'ailleurs, l'ouverture pratiquée à la base n'entraînerait pas la production de pneumothorax ou tout au moins ne donnerait lieu qu'à un retrait insignifiant du poumon.

Le pneumothorax n'est donc pas une complication que l'on doive redouter au point de reculer devant une large pleurotomie qui seule permet un examen sérieux lorsque l'exploration est nécessaire.

On nous objectera aussi l'infection possible de la plèvre, si l'on a affaire à une lésion septique; mais la pleurotomie n'y expose pas plus que le décollement pleural, dans lequel, si les adhérences manquent, on aura deux cavités à préserver, et la cavité pleurale et la cavité extra-pleurale.

Des adhérences sont-elles découvertes, au cours de l'exploration, c'est là qu'ira porter l'opération définitive et, avant l'incision de l'abcès, une bonne suture de la séreuse la met à l'abri de l'infection. Les adhérences n'existent-elles pas? et c'est là l'indication la plus fréquente de l'exploration, eh bien alors on réséquera la 9e côte au niveau de la ligne axillaire et l'on drainera la plèvre à son point déclive, suivant le procédé de Delagénière (1).

C'est la conduite la meilleure à tenir, celle qui, tout en permettant de savoir ce que l'on fait, donne le plus de sécurité au point de vue des suites opératoires. Même avec cette large pleurotomie qui mettait pour ainsi dire le poumon dans la main, il est arrivé que des opérateurs exercés n'ont pu reconnaître le siège de la lésion, les observations le prouvent.

Aussi dans ce cas n'hésitons-nous pas à dire que l'ex-

(1) Delagénière. *Loco citato.*

ploration doit se poursuivre jusque dans le poumon avec le doigt. Nous voyons, en effet, ce procédé donner seul un résultat à M. Ricard et à M. Monod (1). Toutes leurs observations et celles de M. Michaux démontrent l'innocuité de cette pneumotomie exploratrice.

Nous voyons donc en somme que l'exploration chirurgicale du poumon est parfois nécessaire, que cette nécessité provient de ce que fort souvent les lésions pulmonaires ne correspondent pas au siège exact qu'avaient fait supposer la percussion et l'auscultation la plus minutieuse (Ricard).

Que cette exploration doit être faite, pour être utile, au moyen d'une large pleurotomie.

Que ce mode d'exploration convient à la majorité des cas de chirurgie pulmonaire, soit qu'il s'agisse d'hémorrhagie, soit qu'on ait affaire à des abcès, des tumeurs liquides ou solides, des cavernes, etc.; et c'est là un des avantages les plus précieux de cette méthode; car nous estimons que plus on simplifie les manœuvres opératoires, plus on rend facile et claire une opération. La multiplicité des méthodes embarrasse, plus qu'elle ne sert. Que cette pleurotomie exploratrice enfin n'offre pas de dangers qui puissent faire renoncer à ses bénéfices.

Si nous nous sommes un peu étendu sur l'exploration chirurgicale du poumon, c'est qu'elle est encore le sujet des discussions les plus contradictoires. Nous la considérons d'autre part comme très importante, car elle constituera dans la majorité des cas le premier temps pour ainsi dire des interventions sur le poumon.

(1) MONOD. *Mercredi médical*, décembre 1895.

CHAPITRE III

Hémorrhagies.

Jusqu'en ces dernières années, on n'avait jamais pensé que l'on pût intervenir dans certains cas d'hémorrhagies traumatiques graves du poumon.

L'occlusion de la plaie, l'immobilité absolue, la compression du thorax, étaient les seuls soins, pensait-on, que l'on pût donner en semblable occurrence.

Peut-être intervenait-on daus le cas d'hémothorax trop abondant amenant des symptômes de compression ; mais cette intervention se limitait à une ponction, parfois à un débridement de la plaie, qui évacuaient le contenu de la plèvre, mais n'arrêtaient d'ailleurs en rien l'hémorrhagie et ne faisaient que parer à un symptôme immédiat.

Cette conduite est certainement celle que l'on doit adopter dans la grande majorité des cas.

Il est de notion courante qu'avec ces simples précautions jointes à une surveillance attentive du malade, pour prévoir les complications possibles et y remédier, la plupart des hémothorax guérissent. Tous les chirurgiens pourraient en citer des cas.

Nous nous contenterons de signaler les 3 cas rapportés par M. Tuffier (1) à la Société de chirurgie en 1895, et

(1) Tuffier. *Soc. de chir.*, 13 novembre 1895.

l'observation plus récente d'un malade entré dans le service du professeur Duplay.

Observation III. — (Due à l'extrême obligeance de M. le Dr Cazin, chef de clinique chirurgicale.)

Le 24 novembre à 7 heures du soir, un jeune homme de 21 ans, à la suite d'une discussion avec ses parents, résolut de mettre fin à ses jours, et, pour arriver à ce but, se coucha sur son lit et appliqua le canon de son revolver sur le côté droit de la poitrine ; l'arme tenue de la main droite, étant par conséquent dirigée d'avant en arrière, de haut en bas et un peu de dedans en dehors au moment où le coup partit. Suivant l'assertion du malade, le calibre du revolver était de 9 millimètres.

Le malade n'a pas perdu connaissance, ce qui est assez rare. Il n'a pas ressenti non plus de douleur vive. Mais nous devons enregistrer deux symptômes qu'il a présentés, tous deux ayant une grande valeur diagnostique. Presque immédiatement après le coup, il a éprouvé une sensation d'étouffement, accompagnée de difficultés de la respiration, et une heure après il crachait du sang rouge, par une sorte d'expuition sans toux véritable.

Vers neuf heures du soir, c'est-à-dire environ deux heures après l'accident, on amène le blessé à l'hôpital, et l'interne de garde procède immédiatement à l'occlusion de la plaie avec le collodion iodoformé et la baudruche. Au moment de son entrée dans les salles, l'intensité de la dyspnée, la douleur généralisée dans toute la poitrine empêchent le malade de faire le moindre mouvement. L'hémoptysie est plus abondante que le matin, et la nuit, très agitée, se passe sans sommeil.

Le lendemain matin (25 novembre) au moment de la visite, M. Duplay procède à un examen qui lui permet de poser un diagnostic précis et de rassembler les éléments du pronostic. Au niveau du troisième espace intercostal droit, à 3 ou 4 centimètres en dehors du bord du sternum, on voit l'orifice de pénétration de la balle. C'est une petite plaie arrondie à bords noirâtres, brûlés par la poudre, mais pour ainsi dire accolés et sans tendance à l'écartement. Autour de la plaie, la peau est intacte. La lésion locale paraît donc extrêmement minime. En explorant toute la circonférence du thorax et naturellement les régions opposées à celle où siège la plaie d'entrée du projectile, M. Duplay ne constate aucun orifice de sortie. La palpation, faite sur les mêmes points, ne m'a pas permis de découvrir le projectile sous la peau ou dans l'épaisseur des muscles, comme cela arrive souvent. Il n'existe pas non plus trace d'emphysème sous-cutané. Le malade se plaint toujours de souffrir dans les moindres mouvements et surtout dans les mouvements de la respiration. La voix n'est pas altérée, ni haletante ; mais il éprouve une assez forte dyspnée qui ne va pourtant pas jusqu'à l'orthopnée. L'hémoptysie continue, mais un peu modifiée dans ses caractères. Ce sont des crachats noirâtres, hémoptoïques, comme formés de caillots mélangés à du mucus. L'exploration du thorax chez cet homme, chargé d'embonpoint, n'est pas commode. Il ne semble pas cependant que le côté droit de la poitrine soit plus dilaté que le côté opposé. A la percussion on trouve de la submatité du haut en bas dans tout le côté droit. L'auscultation, enfin, révèle des signes indiquant la présence dans la cavité pleurale d'un épanchement d'air et de liquide. Dans les deux tiers supérieurs on entend du souffle amphorique.

Le reste de l'observation manque, mais nous pouvons ajouter que ce malade, observé par nous, a parfaitement guéri sans intervention opératoire. Le diagnostic porté avait été : hémopneumothorax.

Dans une leçon qui avait ce malade pour sujet le professeur Duplay (1), avec son remarquable sens clinique, insistait sur ce point de pratique journalière et recommandait cette sorte d'expectation attentive.

(1) *Leçon clinique*, du 6 décembre 1895.

Mais enfin, à côté des cas foudroyants qui tuent le malade en quelques instants avant toute intervention possible et les cas relativement bénins où l'occlusion et le repos suffisent à parer aux accidents, il y a des cas que l'on peut appeler à gravité croissante, dans lesquels l'hémorrhagie n'est pas arrêtée par la formation de caillots ; où le blessé perd du sang par des hémoptysies et par la plaie extérieure en même temps que sa cavité pleurale se remplit sans cesse. Le cas de M. Quénu (observation V) que nous rapportons plus loin et dans lequel on dut intervenir opératoirement le neuvième jour à cause de la persistance de l'hémorrhagie, en est un exemple remarquable.

Dans ces cas il est évident que l'on ne peut rester désarmé et, suivant l'expression de M. Quénu, « assister impassible à une pareille hémorrhagie ». Faire une ponction? Elle soulagera le malade, amènera une diminution de la dypsnée, mais n'arrêtera pas l'hémorrhagie. Au contraire, en évacuant le sang qui remplit la plèvre on a des chances de voir cette hémorrhagie redoubler par suite de la décompression de la plaie pulmonaire, comme en témoigne le cas de Nélaton (1), rapporté par M. Michaux (2), au 9e Congrès de chirurgie, et mieux encore le cas de M. Quénu, dans lequel une première ponction pratiquée le cinquième jour ramène 600 grammes de sang; une seconde, faite le huitième jour, en fait évacuer deux litres et l'opération faite le lendemain donne encore issue à trois quarts de litre de sang.

A côté de ces faits récents et démonstratifs par les par-

(1) CH. NÉLATON. Th. 1880.

(2) MICHAUX. *Congrès de chirurgie*, p. 92.

ticularités de leur observation, si nous interrogeons les statistiques au point de vue de la gravité des hémorrhagies pulmonaires, nous trouvons que, dans la guerre de Sécession, sur 8,715 cas de plaies pénétrantes de poitrine observées, on cite 346 cas d'hémorrhagie pulmonaire grave dont 137 suivis de mort (*Dic. Jacc.*, art. Poitrine, t. 28) ; sur une statistique de 94 cas relevés par M. Michaux au 9e Congrès, la proportion est à peu de chose près la même, et, dans la thèse de notre excellent maître M. Nélaton (1880) on trouve 8 morts sur 14 observations d'hémothorax.

La mortalité des hémothorax graves est donc environ de la moitié des cas.

Devant une telle mortalité la chirurgie moderne avec les moyens dont elle dispose doit-elle rester désarmée?...

Longtemps les chirurgiens n'ont osé intervenir dans les hémorrhagies graves compliquant les plaies de poitrine.

Nous lisons dans la thèse de Truc, 1885 : « D'après W. Kock, Hueter, P. Vogt, il serait possible d'attirer le poumon du blessé à l'extérieur et de lier les vaisseaux. »

Vogt estime qu'on atteindrait le même but hémostatique par l'excision cunéiforme des tissus lésés et la réunion de la plaie au moyen de la suture, et Truc ajoute : « *Ces pensées hardies seront-elles réalisables ? espérons-le.* »

Ces pensées pouvaient en effet paraître hardies en 1885 puisqu'en 1895, M. Reclus, dans son remarquable rapport, ne pouvait citer que deux cas publiés, d'intervention opératoire pour hémorrhagie pulmonaire grave, celui d'Omboni (1), de Crémone, et celui du professeur Delorme (2),

(1) OMBONI. *Ann. univer. de méd. et chirur.*, 1885.
(2) DELORME. *Congrès de chirur.*, 1893.

communiqué au Congrès de 1893, cas tous deux terminés d'ailleurs par la mort.

Il est vrai qu'au moment où M. Reclus composait son rapport deux autres interventions pour des cas semblables avaient été pratiquées à Paris avec plein succès, l'une par M. Michaux en novembre 1894. Voici cette remarquable observation du premier succès connu d'une intervention opératoire pour hémorrhagie pulmonaire traumatique.

Observation IV. — Michaux. 9e *Congrès de chirurgie*, 1895.

Un jeune homme de 18 ans, le nommé M..., se tire, le 29 novembre 1894, un coup de revolver dans la poitrine. Le projectile, du calibre de 7 millimètres, pénètre dans le thorax à 2 travers de doigt en dehors du mamelon ; il n'y a pas d'orifice de sortie. Le malade ne perd pas connaissance ; on l'apporte immédiatement à l'hôpital Beaujon, dans le service de M. le Dr Labbé. L'hémorrhagie externe est insignifiante, l'oppression peu accusée ; l'interne de garde fait l'occlusion de la plaie avec un pansement collodionné.

Le lendemain matin, à la visite, 12 heures après l'accident, je trouve le malade avec une angoisse très marquée, une pâleur considérable de la face, de l'oppression et une vive douleur de côté rendant impossible tout mouvement du thorax. L'examen de la poitrine révèle dans les deux tiers inférieurs de la plaie gauche une matité complète avec absence totale des vibrations thoraciques et de l'égophonie très nette. Il existe donc, à n'en pas douter, un épanchement sanguin abondant dans le côté gauche de la poitrine.

Dans la crainte d'intervenir trop hâtivement, je décide d'attendre encore et de voir dans la soirée si les phénomènes se seront amendés. Je reviens à 4 heures du soir : l'état général s'est aggravé ; la matité semble plus étendue ; l'oppression est extrême ; le pouls est petit, la face est pâle et anxieuse, la température est à 38°. Je n'hésite plus et l'opération est immédiatement pratiquée avec l'aide de M. Pauchet, interne du service.

Je commence par débrider largement l'orifice externe de la plaie pour le désinfecter soigneusement et avoir en même temps une notion plus précise sur son trajet et sur la direction du projectile qui paraît oblique de bas en haut et de dehors en dedans. Sur la partie latérale gauche du thorax, entre le mamelon et l'orifice d'entrée de la balle, je taille un grand lambeau en U dont la concavité regarde en haut et un peu en dehors. Je décolle avec le lambeau cutané toutes les parties molles du thorax, puis en deux coups de rugine je dénude rapidement les septième et huitième côtes gauches que je résèque dans une étendue de 8 à 10 centimètres au niveau et un peu en arrière de la ligne axillaire antérieure. La paroi thoraco-pleurale est ensuite incisée comme les téguments, les artères intercostales saisies avec des pinces hémostatiques, et par l'ouverture ainsi faite s'échappent en abondance du sang et de l'air, ce qui démontre l'existence d'une plaie du poumon. Le volet thoracique est maintenu relevé par des écarteurs de Farabeuf, et, par la fenêtre ainsi largement ouverte, j'aperçois, d'une part, la plèvre pleine de sang et le poumon, et en dedans, d'autre part, le sac péricardique et le cœur que je sens battre entre mes doigts.

Avec des éponges, aussi rapidement que possible, nous évacuons tout l'épanchement sanguin liquide et caillots ; la quantité n'est guère inférieure à un litre.

Cette évacuation terminée, nous voyons que le sang continue à s'écouler le long de la face interne du poumon gauche ; tout le lobe inférieur du poumon est sous nos yeux, dans notre main ; nous le retournons ; il n'y a pas d'orifice à la face externe du poumon ; mais en rejetant en dehors le bord antérieur de ce lobe inférieur, nous voyons nettement le sang sourdre de sa face interne, au-dessous du pédicule vers le point où les branches vasculaires inférieures pénètrent dans le poumon ou en sortent. Il ne me paraît pas prudent de placer une pince hémostatique sur ce point dans la crainte d'oblitérer une grosse branche vasculaire, artère ou veine pulmonaire, et, comme l'épanchement sanguin n'est point trop abondant, je dois me contenter de conduire jusqu'à la plaie pulmonaire une bonne mèche de gaze iodoformée, qui me paraît la tamponner d'une manière suffisante. J'ajoute plus en dehors 2 gros drains pour permettre le lavage de la cavité pleurale et je referme les côtés du volet thoracique par quelques points de suture.

L'opération a été faite aussi rapidement que possible ; elle n'a guère duré que 20 à 25 minutes. Le blessé est reporté dans son lit. Nous le trouvons le lendemain matin très soulagé, souffrant simplement de sa plaie. Pendant 7 jours la température reste bonne entre 37° et 38°. Au septième jour la température s'élève, elle monte à 39°, 39°,5 ; il y a un peu de suppuration pendant une quinzaine de jours, nous faisons des lavages ; sous cette influence la température s'abaisse, la respiration devient plus facile. L'état général s'améliore rapidement à partir du 25 décembre ; le 1er février on enlève les tubes à drainage raccourcis depuis longtemps.

Le 25 février, le malade nous quitte en très bon état pour passer quelques jours de convalescence à l'asile de Vincennes.

Je l'ai revu, il y a 3 mois à peine, tout à fait bien portant, ne gardant d'autre trace de sa blessure que la cicatrice de notre incision absolument fermée.

Huit mois après, M. Quénu enregistrait un nouveau succès en traitant opératoirement une hémorrhagie grave du poumon.

Observation V. — Quénu. *Société chirg.*, 6 novembre 1895.

Un jeune homme âgé de 19 ans avait reçu, le 8 avril, un coup de couteau dans le 7e au 8e espace intercostal gauche en arrière, environ à 2 travers de doigt de l'angle inférieur de l'omoplate ; une hémorrhagie abondante se produisit par cette plaie, large de 3 centimètres environ ; elle durait encore au moment de l'entrée à l'hôpital. L'interne de garde sutura la peau sans pratiquer aucune exploration.

Le lendemain 9 avril, nous fûmes frappés par la pâleur extrême de la face, l'abolition des vibrations thoraciques, la matité remontant à l'angle inférieur de l'omoplate, l'absence de respiration remplacée par un souffle aigu ; tous ces signes indiquaient un épanchement pleural assez abondant.

Le 10. La température, qui était normale, s'éleva à 38°,4. Le 12 avril, même température, dyspnée. Le 13, augmentation de la matité et refoulement du cœur. Ponction avec l'appareil Potain ; on retire 600 grammes de sang presque pur qui se prend rapidement en caillots. Le soir, 39°.

Le 16. L'épanchement s'est reproduit en très grande abondance, la dyspnée s'est accrue ainsi que la faiblesse. Nouvelle ponction qui donne deux litres d'un liquide semblable au précédent.

Le 17. Inquiété de cette reproduction rapide du liquide, de sa richesse en globules sanguins et de l'état déprimé du malade, je pratique l'intervention suivante sous le chloroforme :

La plaie du 7e espace intercostal est débridée. Une côte, la 7e probablement, est largement réséquée ; aucune hémorrhagie pariétale ; je m'assure minutieusement que le sang ne vient pas d'une intercostale.

Incision de la plèvre ; il s'écoule au moins 3/4 de litre de liquide sanglant. Le doigt introduit par la brèche costale constate que le poumon s'est rétracté vers la colonne vertébrale dans toute sa portion sus-jacente à la plaie intercostale ; mais immédiatement au-dessous, il adhère à la paroi thoracique, on sent qu'il est là recouvert de caillots. J'introduis de la gaze iodoformée dans la cavité pleurale contre cette portion du poumon recouverte de caillots et laisse passer la mèche par la plaie cutanée.

Les premiers jours, les pièces extérieures du pansement furent seules changées ; au bout de 8 jours, la gaze intra-pleurale fut enlevée ; la fièvre ne reparut plus dès l'opération ; le suintement ne se reproduisit que dans de très faibles proportions ; la cicatrisation était complète au milieu de mai ; mais déjà, dès le

30 avril, toute communication avec la plaie était interceptée et la respiration s'étendait normale du haut en bas de la poitrine.

M. Quénu, en rapportant cette observation, fait remarquer qu'en 1893 il avait été sur le point d'intervenir de même chez un malade pris d'hémoptysies inquiétantes à la suite de ponctions exploratrices dans le poumon. Les *pensées hardies* semblent donc se réaliser et l'intervention dans les cas d'hémorrhagie grave persistante n'est plus guère discutée aujourd'hui. Ces deux cas heureux où l'intervention fut largement légitimée par la persistance et l'abondance de l'écoulement sanguin, et où l'on eut la sagesse d'intervenir avant une anémie irrémédiable des sujets, sont des encouragements à l'intervention.

Les cas malheureux d'Omboni et Delorme le sont également en ce sens qu'ils montrent qu'on eût pu sauver les malades en intervenant avant qu'ils fussent arrivés à l'état de profonde anémie qui les emporta malgré tout. M. Reclus, après avoir rapporté les deux cas précédents, ne disait-il pas, malgré sa modération connue : « Ces deux échecs sont-ils pour décourager ? Je ne le crois pas ? » M. Quénu, à la suite de son observation, ajoutait : « Ici j'ai eu à traiter une hémorrhagie secondaire ; mais je conçois qu'on intervienne également dans les hémorrhagies primitives par une ouverture large du thorax qui est déjà par elle-même hémostatique à cause de la rétraction du poumon. »

L'occlusion de la plaie thoracique et le repos absolu restant le traitement de choix dans la plupart des hémothorax, dans quels cas devra-t-on intervenir opératoirement ?

Nous pourrions répondre en deux mots : dans le cas où l'hémorrhagie incoercible menace le blessé de mort imminente. Pour préciser, voici les signes sur lesquels on devra se baser pour intervenir : matité étendue à la presque totalité d'un côté de la poitrine, égophonie, disparition des vibrations thoraciques dans la même étendue ; ces signes sont primordiaux, ce n'est que sur eux que l'on peut baser le diagnostic d'un épanchement abondant.

Les signes physiques locaux devront s'accompagner de pâleur, d'anxiété, de dyspnée vive, de faiblesse du pouls, tous signes révélant l'importance de la perte sanguine (1).

C'est sur cet ensemble symptomatique que devra se baser le chirurgien pour décider son intervention, après avoir surveillé attentivement son malade pendant quelques heures si cela est nécessaire et si les accidents mortels ne sont pas trop imminents.

Une condition nécessaire pour M. Michaux serait l'état récent de l'épanchement datant de 24 ou 36 heures au plus. Cette règle ne peut être admise comme absolue, comme nous le prouve le cas de M. Quénu où l'intervention fut nécessaire et suivie de succès le neuvième jour.

Mais il est bien évident que la plupart des gros hémothorax sont mortels dans les premiers jours, et que c'est à leur début que l'on devra intervenir.

Il ne faut pas oublier, en effet, et pour nous ceci est une règle absolue, qu'on ne doit pas attendre que le malade soit trop anémié, sous peine de voir le succès de l'opération fort compromis.

(1) MICHAUX. 9e *Congrès de chirurgie.*

Sans doute il y aura des cas où l'interprétation sera difficile et où l'on pourra hésiter devant une détermination à prendre. Ces cas se présentent dans n'importe quelle variété d'opération chirurgicale et c'est au bon sens clinique du chirurgien de décider si, en conscience, il doit intervenir ou non. Mais à part ces cas, nous croyons qu'en s'appuyant sur l'ensemble des signes locaux et généraux que nous avons donnés, l'opérateur peut intervenir hardiment.

En effet, devant un épanchement abondant, menaçant la vie, on ne doit pas recourir aux demi-mesures : ponctions, empyème, drainage.

Pour découvrir la source d'une hémorrhagie, il faut voir clair, puisque c'est par la vue seulement que l'on peut la reconnaître.

Il faut donc, après avoir vérifié autant que possible la direction de la plaie qui pénètre dans le thorax, faire une incision permettant de réséquer deux côtes au moins sur une étendue de 8 à 10 centim. dans la région de la plaie extérieure. Ceci fait, on incise largement la plèvre.

Le mieux est de faire un lambeau pleural semblable au lambeau cutané que l'on relèvera avec lui.

On a ainsi une ouverture largement suffisante pour explorer le poumon par la vue et par le toucher.

Avec des éponges montées, on vide la cavité pleurale des caillots et du sang liquide qu'elle peut contenir.

On découvrira alors le poumon le plus souvent rétracté vers la colonne vertébrale par le pneumothorax.

Cette rétraction diminue par elle-même la force de l'écoulement sanguin, d'autre part; le plus petit volume du poumon permet une exploration plus facile. On explorera autant que possible la face externe, puis la face interne et la face postérieure de l'organe. Cet examen sera certainement moins facile au sommet qu'à la base du poumon. Une fois la source de l'hémorrhagie découverte on pourra, suivant les circonstances, ou bien mettre une pince et placer un catgut sur le vaisseau lésé, ou, si le placement d'une pince est impossible, on se contentera de tamponner avec des mèches de gaze iodoformée.

Il est probable même que c'est là le mode d'hémostase que l'on aura le plus souvent à appliquer. C'est le procédé qui a réussi à MM. Quénu et Michaux.

Le placement d'un fil ou l'abandon d'une pince à demeure seront certainement, dans la plupart des cas, difficiles.

Lorsqu'on aura la plaie sous les yeux, siégeant à la face externe du poumon, par exemple, on pourra placer deux points de suture sur cette plaie pour en faire ainsi l'hémostase.

Une fois l'hémorrhagie conjurée, soit par ligature, soit par tamponnement, on fera une dernière toilette de la plèvre avec des éponges. Après s'être assuré qu'aucun autre point ne saigne, on fermera la plaie extérieure, mais en ayant soin de drainer la cavité pleurale.

Nous considérons ce drainage comme essentiel, et lorsqu'on aura dû réséquer des côtes supérieures à cause de la situation de la plaie pulmonaire, on devra établir le drainage du cul-de-sac pleural en réséquant la neuvième côte suivant le procédé de Delagénière. Pour nous, c'est une règle absolue.

Tel est le procédé opératoire qui donnera, dans la majorité des cas, toute facilité pour se rendre maître d'une hémorrhagie fatalement mortelle si on n'intervenait pas. On aura rarement besoin de recourir, pour le premier temps de l'opération, au procédé de Delorme et Robert.

Ce procédé consiste à tailler un vaste lambeau thoracique d'un seul coup, en sectionnant les côtes sur la ligne d'incision cutanée et en le rabattant sur sa base adhérente. Ce large délabrement était justifié et par la multiplicité des plaies et par la syncope imminente qui imposaient un procédé rapide et une large voie exploratrice.

Dans un cas analogue, on pourrait y avoir recours à nouveau ; mais encore une fois, *ce n'est qu'un procédé d'exception*.

Nous ne pensons pas avec le professeur Berger (1) que, lorsque l'hémorrhagie provient d'un vaisseau bronchique profondément situé, on doive renoncer à se frayer un passage pour faire l'hémostase directe; au contraire, avec M. Delorme (2) nous pensons qu'il ne faut pas hésiter à débrider la plaie pulmonaire, à se frayer un trajet à travers la périphérie du parenchyme pulmonaire que nous savons peu vasculaire pour aller faire un tamponnement sérieux au point où le vaisseau saigne. C'est surtout quand saigne un vaisseau bronchique important qu'il faut intervenir activement, et comme lui nous pensons que l'intervention dans les hémorrhagies pulmonaires graves obéit aux préceptes qui guident les chirurgiens dans les hémorrhagies des membres.

(1) BERGER. *Soc. de chirur.*, décembre 1895.
(2) DELORME. *Soc. de chirur.*

Pratiquée de cette façon, la pleurotomie exploratrice pour hémorrhagie pulmonaire, nous en sommes convaincu, permettra de sauver plus d'un malade voué à une mort certaine.

Certes, ce n'est pas une opération bénigne et elle reste réservée aux cas exceptionnels ; mais conduite avec habileté, elle n'expose pas le malade à de graves dangers. Le choc traumatique n'est pas plus redoutable ici que dans d'autres opérations, que l'on ne discute plus ; telles les interventions pour hémorrhagies traumatiques des organes abdominaux. Quant au pneumothorax total que certains semblent redouter, on peut dire que le malade y était déjà préparé par l'épanchement sanguin énorme qui refoulait le poumon et le pneumothorax qui accompagne presque toujours une plaie pénétrante de poitrine et une plaie pulmonaire.

On n'a donc pas à redouter une brusque rupture d'équilibre dans la circulation cardio-pulmonaire.

L'intervention opératoire est donc absolument légitime, et même nous dirons commandée dans le cas d'hémothorax grave.

Nous ne pouvons mieux terminer ce chapitre que par les paroles de M. Reclus qui résume notre pensée :

« Dans les cas où, malgré le repos, l'immobilité, l'occlusion de la plaie, l'écoulement sanguin persiste, lorsque par sa durée il menace d'amener une syncope mortelle, ou par son accumulation dans la plèvre, de paralyser le jeu du cœur ou du poumon, nous pensons qu'une large ouverture de la paroi thoracique pourra exposer la plaie et permettre de tarir l'hémorrhagie par la ligature du vaisseau ou du parenchyme ou par un tamponnement avec de la gaze iodoformée. »

Les observations de MM. Michaux et Quénu sont venues confirmer cette manière de voir.

CHAPITRE IV

Dilatation bronchique.

Si l'hémorrhagie du poumon dans certains cas graves rentre nettement dans le cadre des affections pulmonaires justiciables de l'intervention chirurgicale, il est une affection du poumon, la dilatation bronchique, dans laquelle le traitement opératoire nous semble de moins en moins indiqué.

Les interventions ont été nombreuses pour cette affection et c'est précisément de leur étude que découle cette contre-indication. Si nous examinons en effet les statistiques, nous voyons Foubert relever 4 cas de guérison sur 12 interventions. Et encore sur ces 4 cas guéris deux sont considérés comme tels où l'on ne note cependant qu'une amélioration considérable dans les deux premiers mois. Nous verrons plus loin que la guérison doit être constatée à plus longue échéance pour être considérée comme définitive. Ce serait donc peut-être guérison opératoire simplement qu'il faudrait ajouter pour ces deux cas. Les 8 autres cas sont suivis de mort assez rapide.

Richerolle, dans sa thèse, cite deux statistiques, l'une de Roswel Parck portant sur 23 cas avec 14 guérisons et 9 morts; l'autre de Lopès, avec 4 guérisons et 8 morts sur

12 cas, mêmes proportions que dans la statistique de Foubert.

Richerolle donne une autre statistique que nous ne citerons pas, car elle se confond en partie avec celle de Foubert. Il arrive aux mêmes proportions. Les statistiques n'ont, il est vrai, qu'une valeur relative; mais si l'on veut bien penser, comme le dit M. Reclus, que les cas heureux sont plutôt publiés que les cas malheureux, en faisant la part d'erreur, nous devons plutôt pencher ici pour une aggravation que pour une amélioration des statistiques si elles étaient intégrales et raisonnées.

La statistique de M. Reclus est la même que celle de Richerolle, plus son cas personnel suivi de mort et moins le cas de Maikey (1889) également suivi de mort qu'il omet de signaler.

On voit, d'après cet ensemble déjà, que la pneumotomie dans le cas de dilatations bronchiques ne donne pas de résultats bien favorables. Pour notre part, nous citons plus loin 4 cas nouveaux dont 3 inédits d'intervention pour dilatations bronchiques avec 2 morts et 2 améliorations passagères !

Il est vrai qu'il faut distinguer entre les deux formes de la dilatation bronchique, *la circonscrite* et *la diffuse*.

Dans le cas de bronchiectasie *circonscrite* à poche unique on a affaire à un véritable abcès creusé dans le poumon et l'opération est ici des plus logiques. C'est dans ce cas spécial que MM. Forgues et Reclus la recommandent et la plupart des chirurgiens avec eux.

M. Walther, au Congrès de chirurgie de 1895, a rapporté le cas suivant fort intéressant où la guérison de la cavité fut obtenue malgré ses dimensions insolites grâce à une large intervention.

Voici cette remarquable observation résumée :

OBSERVATION VI. — WALTHER. *Congrès de chirurgie*, 1895.

Une jeune fille de 26 ans présentait tous les signes d'un pyopneumothorax partiel de la moitié inférieure de la plèvre gauche. L'état général était très mauvais : amaigrissement extrême, pâleur, perte des forces, impossibilité de marcher à cause de l'anhélation qui survenait rapidement au moindre effort. Le début de tous ces accidents remontait à 14 ans. C'est à l'âge de douze ans qu'après un rhume, la malade avait été prise brusquement d'une abondante vomique et, depuis 14 ans, elle n'avait jamais cessé un seul jour de rendre du pus en plus ou moins grande abondance. Malgré cela sa santé s'était maintenue assez bonne, avec des périodes d'amaigrissement et de fatigue correspondant à une fétidité particulière des crachats.

En 1892, au mois de novembre, après une attaque de grippe, elle avait eu en Angleterre une pleurésie purulente qui avait nécessité une incision faite par le Dr Buckall dans le cinquième espace, sous la ligne axillaire antérieure. Après un drainage d'une quinzaine de jours, la cavité purulente s'était comblée, l'orifice cicatrisé, et, lorsque j'examinai la malade un an plus tard, on ne constatait plus au niveau de la cicatrice qu'une légère submatité avec obscurité de murmure vésiculaire témoignant de l'existence d'adhérences pleurales. Il y avait donc eu là très vraisemblablement une pleurésie interlobaire suppurée, consécutive à un point de gangrène pulmonaire superficielle et qui était venue pointer et avait été ouverte en ses points d'élection au niveau du cinquième espace, sous la ligne axillaire antérieure.

Quant aux signes actuellement constatés, ils paraissaient se rapporter à une pleurésie purulente enkystée de la base de la plèvre gauche avec fistule pleuro-bronchique.

Mon ami le Dr Malibran, qui avait, quelque temps auparavant, très longuement examiné la malade, avait porté aussi le diagnostic de pyopneumothorax partiel et avait conclu à la nécessité d'une intervention. Ce fut aussi l'avis de mon excellent confrère le Dr Japhet qui m'avait appelé à voir la malade, et de mon ami le Dr Dubuisson qui l'examina à plusieurs reprises avant et après les vomiques, pour déterminer exactement les limites de la cavité.

Le diagnostic que nous fîmes était donc : bronchite chronique avec dilatation bronchique généralisée à tout le poumon gauche ; pleurésie purulente enkystée de la partie inférieure de la plèvre gauche probablement consécutive à un point de gangrène pulmonaire, avec fistule pleuro-bronchique.

En raison de l'aggravation rapide de l'état général, de l'amaigrissement, de l'abondance et de la fétidité de l'expectoration, de l'absence à plusieurs reprises constatée des bacilles tuberculeux dans les crachats, je me décidai à intervenir sans retard.

Le 9 mai, sous l'anesthésie chloroformique, résection de la septième et de la huitième côte près de la colonne vertébrale, au centre du foyer. La plèvre pariétale est épaisse, fibreuse, mais l'incision montre une soudure complète des deux feuillets de la plèvre ; le tissu pulmonaire sous-jacent est absolument sclérosé, dur, et ne saigne presque pas sous le bistouri.

L'incision de cette coque du poumon sclérosé donne accès dans une cavité occupant tout le lobe inférieur du poumon. Cette cavité est énorme. Sa paroi antérieure, formée elle aussi d'une très mince couche de tissu pulmonaire scléreux, tapisse le péricarde, de sorte qu'on voit très nettement le cœur et qu'on peut suivre tous ses mouvements et ses changements de forme et de volume.

Les parois sont lisses, d'un gris pâle, régulières, recouvertes par places d'amas de mucus bronchique adhérent. La forme de la cavité est celle du lobe inférieur du poumon ; elle s'avance en bas jusqu'à l'angle inférieur de ce lobe. Elle a une hauteur totale de 25 centimètres.

En haut elle se rétrécit peu à peu en s'enfonçant sous la sixième côte et sous le cinquième espace, formant une sorte de canal cylindrique dans lequel l'index est introduit avec une certaine pression, franchissant trois légers rétrécissement circulaires.

Résection très large de la huitième et de la neuvième côte avec la paroi costale correspondante pour bien mettre à nu la partie la plus large de la cavité.

Tamponnement de la cavité avec des éponges et de la gaze stérilisée.

A partir de l'intervention les vomiques cessèrent, l'expectoration bronchique, très abondante au début, diminua progressivement sans jamais cesser. La grande cavité se combla très rapidement et en moins d'un mois la cicatrisation en fut complète. Il ne restait que le diverticule supérieur logé sous la sixième côte que je n'avais pas réséquée pour ne pas prolonger l'intervention chez une malade déjà si épuisée.

Au mois de juillet, deux mois après l'opération, cette petite cavité restant fistuleuse et n'ayant plus de tendance à se combler, je fis la résection de la sixième et de la cinquième côte ; cette résection ne put être très étendue, puisqu'elle était forcément limitée en dehors par le bord spinal de l'omoplate. La cavité qui fut ainsi mise à découvert se rétrécissait en avant pour se continuer avec une bronche du calibre d'une grosse plume d'oie ; en sectionnant au thermocautère le parenchyme pulmonaire pour bien libérer la cavité, trois autres bronches de plus petit calibre furent ouvertes ; les orifices des bronches furent profondément poursuivis au thermocautère et je ne m'arrêtai qu'au moment où la profondeur de la pénétration du couteau me fit craindre d'approcher du hile du poumon La cavité se combla d'abord rapidement, puis plus lentement à cause de l'insuffisance de la résection costale; enfin au mois de septembre l'orifice fistuleux se ferma. A trois reprises depuis se reforma une fistulette correspondant à l'orifice bronchique qui restait béant au fond du trajet; chaque fois cette fistule fut cautérisée avec un stylet rougi, profondément enfoncé dans la bronche. Enfin, depuis le mois d'avril 1895, la cicatrisation s'est maintenue, de sorte que je la crois définitive. »

L'intervention opératoire semble avoir été fort utile

dans ce cas pour la guérison de la dilatation bronchique. Mais ici la lésion était constituée par une cavité qui, bien qu'elle fût très grande, était unique. C'est une variété dans laquelle l'intervention est certainement indiquée. Ces cas sont rares, tellement rares même que M. Doyen avait cru pouvoir contester le diagnostic de M. Walther. Émanant d'un clinicien aussi émérite, ce diagnostic n'était cependant guère contestable.

Mais à côté de ces cas rares, on aura affaire le plus souvent à une dilatation réticulée étendue à une partie ou à la totalité d'un lobe pulmonaire. Et, point important à noter, cette variété de dilatation bronchique semble échapper au diagnostic. Ici l'intervention chirurgicale ne peut donner que des résultats très imparfaits, sinon nuls.

Voici une observation fort démonstrative à cet égard :

Observation VII (personnelle).

C..., âgé de 34 ans, entre le 6 juin 1893 dans le service de notre maître M. Nélaton.

Grand et fort, d'apparence robuste encore, mais visage pâle, traits tirés, teint plombé, embonpoint encore notable.

Toujours bien portant et très robuste jusqu'à l'âge de 30 ans, ce malade a été atteint quatre ans auparavant d'une pleurésie gauche suivie de bronchite (?).

Depuis cette époque, quoiqu'ayant repris ses affaires (voyageur de commerce) il n'a cessé de tousser et cracher abondamment.

Deux ou trois fois par an, il a une poussée fébrile durant deux ou trois jours et correspondant à une augmentation de la quantité et de la fétidité des crachats. Après chaque poussée, l'expectoration diminue, mais en restant plus abondante cependant qu'elle ne l'était avant l'accès fébrile. Après chaque accès également, le malade reprend assez rapidement son embonpoint perdu pendant la durée de la fièvre.

Depuis six mois cependant, il sent ses forces diminuer progressivement, la toux le fatigue, son expectoration abondante l'incommode au point que, las de la vie, il avait songé au suicide. Décidé à se faire opérer, il est envoyé dans le service de notre maître M. Nélaton, par le Dr Duchaussoy.

Au moment de son entrée, le malade, fort intelligent d'ailleurs, raconte qu'il a été examiné par M. Potain, qui avait porté le diagnostic de pleurésie interlobaire suppurée. En effet, ce malade présente de la matité en arrière au-dessous de la pointe de l'omoplate sur une hauteur de 3 travers de doigt sur une étendue de 10 centimètres en largeur; à la partie inférieure du poumon on ne constate qu'un peu de submatité. En avant, sonorité normale. A l'auscultation, respiration rude, soufflante, au point où siège la matité, accompagnée de râles bulleux. Au-dessous, diminution du murmure vésiculaire. En avant on entend la même respiration rude au niveau de la 3me côte sur la ligne mamelonnaire. Respiration normale dans le reste du poumon

A droite, sonorité et respiration normales. A ce moment l'expectoration quotidienne est de 600 grammes dont 400 grammes environ sont rendus en deux vomiques ayant lieu le matin et le soir. Expectoration fétide gris verdâtre, se séparant en deux couches par le repos et dans laquelle deux examens successifs n'ont pas décelé de bacille de Koch. M. Cuffer, appelé en consultation, diagnostique une collection purulente siégeant au niveau de la scissure interlobaire et probablement d'origine pleurétique. L'opération lui semble indiquée.

M. Rochard, qui voit le malade, émet la même opinion. C'était également celle de notre maître M. Nélaton, qui opère le malade huit jours après son entrée, le 15 juin.

Opération. — Malade couché sur le côté droit, thorax relevé par un coussin.

Chloroformisation difficile à cause de la toux.

Incision dans le sixième espace intercostal et parallèle à cet espace en arrière après avoir porté la pointe de l'omoplate en dehors en faisant soulever le bras. On arrive sur la plèvre qui semble adhérente. Incision de celle-ci au bistouri. A ce moment un siflement violent annonce qu'on est entré dans la cavité en même temps que sont expulsés au dehors du sang et des mucosités purulentes dont la quantité n'est pas supérieure au contenu d'une cuiller à café.

Le doigt introduit pénètre dans une petite cavité se prolongeant en haut et en dedans vers un orifice qui est probablement l'orifice de la bronche communiquant avec ce foyer et qui est notablement dilatée.

Dans le fond on voit le cœur battre recouvert d'une mince lame pulmonaire. Nettoyage de la cavité avec des éponges montées; placement de deux drains en canon de fusil entourés de gaze iodoformée. Pansement à la gaze iodoformée. Le malade en se réveillant est pris d'une quinte de toux à la suite de laquelle il rend d'abondants crachats sanguinolents. Le soir, température 37°,6, état général excellent, toux considérablement diminuée, expectoration insignifiante. Durant les deux jours qui suivirent l'opération la toux continua à diminuer et l'expectoration tout en persistant s'abaissa à 150 grammes.

18 juin. La toux devient plus fréquente, expectotion 250 grammes. Température normale.

Le 20. Toux persistante, expectoration 400 grammes. Température normale.

Le pansement fait chaque jour est souillé de mucosités purulentes en petite quantité. On essaie d'une injection d'eau boriquée poussée très lentement, mais on doit y renoncer devant les accès de toux et de dyspnée qu'elle provoque.

Le 24. La température, qui était restée normale pendant les huit premiers jours, monte à 38°, tous les soirs; la toux est redevenue la même qu'avant l'opération, l'expectoration atteint de nouveau 500 grammes. M. Nélaton décide de faire une nouvelle opération le lendemain pour aller chercher une seconde cavité qu'il pense ne pas avoir ouverte.

Le soir, la température monte à 39°,8.

Le 25 au matin, on trouve le malade dans un abattement profond, portant sans cesse la main à son front ; les traits indiquent une souffrance intense, mais on ne peut arracher aucune parole au malade qui est tombé dans un mutisme absolu depuis la veille au soir ; température 38°,2.

Le soir, température 39°, même état.

Le 26. État comateux complet, le malade est absolument inerte et rien ne peut le faire sortir de sa torpeur ; température 38°.

Le 27. Le malade meurt sans avoir repris connaissance depuis le 24 au soir.

Autopsie. — Poumon droit et cœur sains.

Le poumon gauche dans toute l'étendue de son lobe inférieur est intimement adhérent à la paroi thoracique. En faisant la section de ce lobe inférieur, on constate que dans toute son épaisseur il est transformé en un tissu aréolaire lui donnant d'une façon frappante l'aspect d'une éponge, aspect dû à une *dilatation généralisée des bronches* qui atteignent la plupart le volume de l'index. Toutes ces bronches sont remplies de pus, le même qu'expectorait le malade. Le lobe supérieur est sain.

Du côté du cerveau, on constate en enlevant la calotte crânienne une adhérence très prononcée des méninges. En enlevant le cerveau, on voit du pus s'écouler des ventricules. En sectionnant le lobe gauche, on constate que la substance blanche des lobes frontaux et pariétaux a complètement disparu et qu'elle est remplacée par un vaste abcès contenant environ 150 grammes de pus verdâtre. Ce pus n'a pu être analysé.

En examinant le point où a été faite l'incision on se rend compte qu'elle a porté juste sur la partie supérieure du lobe inférieur ouvrant seulement *une dilatation* bronchique un peu plus large que les autres, mais laissant intactes naturellement toutes les autres branches dilatées qui ont détruit le parenchyme pulmonaire dans toute l'étendue du lobe.

Ainsi, voilà une dilatation bronchique étendue à tout un lobe pulmonaire qui n'a pu être diagnostiquée par des cliniciens émérites. Cette erreur de diagnostic a motivé une opération que l'on conçoit absolument incapable de modifier un tel état pathologique.

Voici une observation presque identique que nous pouvons rapprocher de la précédente. Nous n'en donnons que le résumé essentiel.

Observation VIII. — L. Guillemot et Henri Herbet, internes des hôpitaux. *Bull. Soc. anat.*, 1896, p. 952.

Homme de 43 ans, de taille moyenne, bien musclé, ayant conservé les apparences d'une santé satisfaisante. Les forces n'ont pas sensiblement diminué, ni sueurs nocturnes ni diarrhée.

Entre dans le service de M. Talamon le 7 mai 1896.

Signes physiques : en arrière et à droite, diminution de la tonalité à la percussion et perte de l'élasticité normale ; l'auscultation *n'indique pas de différence sensible entre les deux côtés.*

En avant et à droite, on trouve une zone de matité bien limitée en haut, où elle s'arrête à deux travers de doigt de la clavicule ; en bas la limite est moins nette et se confond avec celle du foie ; dans toute cette région, mais particulièrement en dehors, on entend un souffle rude mêlé de râles bulleux qui disparaissent après une série d'expectorations ; celles-ci sont abondantes, surtout le matin ; le malade remplit environ trois ou quatre crachoirs par jour ; après repos, on trouve trois couches, une spumeuse, une liquide et une purulente : odeur fade qui devient peu à peu légèrement fétide.

En raison des signes physiques qui paraissent bien indiquer la présence dans la région mamelonnaire d'une cavité intra-pulmonaire en communication avec les bronches, et surtout en s'appuyant sur l'affirmation du malade plusieurs fois répétée qu'on lui a retiré à ce niveau un liquide clair « comme de l'eau de roche », le diagnostic auquel on s'arrête est celui de « kyste hydatique du poumon, suppuré et ouvert dans les bronches ».

L'état général du malade pendant le reste du mois de mai va en déclinant ; l'opportunité d'une intervention paraît s'établir, et le malade est envoyé dans le service de M. Gérard Marchant. Après nouvel examen l'opération est décidée et pratiquée le 3 juin.

Une incision faite le long de la quatrième côte, donne un lambeau quadrilatère que l'on relève en volet ; résection de la quatrième côte sur une longueur de 7 à 8 centim. ; on arrive sur une plèvre extrêmement épaisse, large d'un centim. environ, dont on enlève un fragment ; *mais la cavité ne se trouve pas à ce niveau ;* la côte supérieure est alors réséquée sur une étendue de 6 centim. et on ouvre une poche qui communique avec les voies aériennes ainsi que l'indique le sifflement qui se produit à ce moment ; elle atteint le volume d'un œuf de poule ; les parois en sont irrégulières ; au niveau de l'incision, elles donnent une hémorrhagie abondante ; la cavité est tamponnée à la gaze, et sur les points saignants on met deux pinces qu'on laisse 24 heures. Suture de la peau, sauf à la partie inférieure qui est recouverte de gaze iodoformée.

5 juin. Les crachats sont moins abondants, moins colorés ; certains sont rosés, visqueux et adhérents ; à l'auscultation on entend quelques râles sous-créipitants autour du foyer.

A partir du 20 juin on note que le malade, dont l'état général est bon, expectore toujours beaucoup. *La cavité ouverte secrète peu de liquide* et va en se rétrécissant.

Mort le 6 octobre, à la suite d'une dyspnée persistante, fièvre hectique, etc.

Autopsie. — Poumon droit extrêmement adhérent à la paroi thoracique et au diaphragme, surtout dans les 2 tiers inférieurs, pour le détacher on est obligé de sculpter une plèvre fibreuse blanche résistante, épaisse de 5 à 6 millimètres et plus, etc.

La cavité ouverte au moment de l'opération a à peine le volume d'une noix et présente profondément un orifice qui la fait communiquer par un trajet de 2 ou 3 centimètres avec la grosse bronche supérieure.

Sauf une minime partie du lobe supérieur qui est encore perméable, le poumon a perdu complètement ses caractères normaux ; il a la consistance d'un foie sclérosé ; dans sa partie moyenne, depuis la portion inférieure du lobe supérieur jusqu'à quelques centimètres du diaphragme, il est troué de cavités anfractueuses irrégulières dont la plus grosse atteint environ le volume d'une noix... L'ensemble donne assez bien l'aspect de la pierre meulière ou du bois vermoulu.

Il s'agit donc de dilatation des bronches. La cavité ouverte par l'intervention était une de ces dilatations que son volume, ses rapports avec la grosse bronche droite et son siège superficiel rendaient plus accessible à l'exploration clinique.

Les auteurs font suivre cette observation de ces réflexions : « Le diagnostic de kyste hydatique suppuré et ouvert dans les bronches semblait très admissible, *plus admissible que* celui de dilatation bronchique qui fut discuté. »

Puis : « L'intervention a paru avoir un résultat favorable et en somme pendant deux mois l'état général s'est maintenu satisfaisant. »

Nous estimons pour notre part que c'est là un résultat fort insuffisant, d'autant que l'expectoration ne diminua pas. Ce simple résultat ne justifie pas une intervention qui peut être suivie d'une complication redoutable.

Enfin nous ne ferons que citer, à la suite de ces deux observations, le cas d'une femme opérée par M. Nélaton pour dilatation bronchique et qui, après plusieurs mois d'amélioration, vit les symptômes de la bronchiectasie reparaître de plus belle six mois après l'intervention. Nous n'avons pu savoir ce qu'est devenue cette malade, dont la dilatation était d'ailleurs fort tolérable.

Un quatrième cas récent nous a été cité par Broca (communication orale). Après quelques jours d'amélioration, il vit revenir les grandes oscillations thermiques et l'expectoration comme avant l'intervention.

On voit, d'après ces cas que nous n'avons pas choisis et qui viennent confirmer les statistiques précédemment citées, que la pneumotomie dans la bronchiectasie diffuse ne peut donner de bons résultats. Si beaucoup d'opérateurs ont noté des guérisons ou de grandes améliorations, c'est que souvent ces heureux résultats sont notés et annoncés dans les premiers jours qui suivent l'opération, et nous avons vu d'après les observations que nous venons de citer que cette amélioration peut en effet exister, mais qu'elle peut n'être que passagère.

On conçoit d'ailleurs qu'anatomiquement il soit difficile par la pneumotomie d'agir sur tout un lobe pulmonaire atteint de bronchiectasie. Tout au plus pourrait-on penser qu'une large résection costale au début de la dilatation bronchique pourrait, en amenant la rétraction du parenchyme pulmonaire, favoriser le retour des bronches à un état normal. Mais qui penserait à proposer une semblable opération au début d'une dilatation bronchique alors que le malade peut encore guérir, on tout au moins s'améliorer, par le traitement médical? Plus tard la sclérose pulmonaire est établie et la résection costale n'amènerait aucune action favorable. L'incision simple du poumon ne peut donner, à plus forte raison, aucun résultat important. Nous croyons donc que la pneumotomie est de moins en moins indiquée dans la dilatation bronchique diffuse.

Mais il faut bien le dire, son diagnostic est difficile, nous venons d'en citer deux cas remarquables à ce point de vue.

CHAPITRE V

De quelques complications.

Parmi les complications qui peuvent suivre ou accompagner les interventions sur le poumon, on cite couramment le pneumothorax dont nous avons fait justice et les hémorrhagies primitives, faciles à éviter par l'emploi du thermocautère et faciles à arrêter, les hémorrhagies secondaires plus graves, mais que l'on peut prévoir et éviter par certaines précautions. Il est une complication sur laquelle on n'a pas attiré l'attention dans les différentes discussions et dans les différentes publications qui ont eu la chirurgie pulmonaire pour sujet : nous voulons parler *des abcès du cerveau.*

Nous en avons rapporté un cas dans notre observation personnelle, mais nous en avons relevé 4 autres observations.

Un cas de Biss et Marshall (1884), à la suite d'intervention pour bronchiectasie, rapporté dans la thèse de Truc ; un second cas de Godlee cité par Foubert à la suite d'une opération pour abcès déterminé par un corps étranger, un troisième de Williams (1887) à la suite d'une gangrène pulmonaire opérée;

Un quatrième cas enfin de Mosetig-Moorhof en 1889.

En tout cinq cas d'abcès du cerveau consécutifs à des interventions pour suppurations, pulmonaires, dont deux pour dilatation bronchique.

Nous avons relevé un sixième cas, mais ici la suppuration cérébrale était établie avant l'intervention et fut même traitée par la trépanation, c'est le cas rapporté par M. Tuffier à la Société de chirurgie, en décembre 1895.

Devons-nous rapprocher de ces cas de suppuration cérébrale le cas du malade de M. Bouilly, opéré en 1886 et qui fut atteint d'hémiplégie droite le lendemain de son opération, hémiplégie qui disparut facilement d'ailleurs?

Même en ne cherchant pas le rapport que ce cas pourrait avoir avec les précédents, nous trouvons six observations de suppuration cérébrale accompagnant des suppurations pulmonaires.

Si nous notons que sur ces six cas, celui de M. Tuffier est le seul que nous ayons trouvé signalant la formation de l'abcès avant l'intervention, que d'autre part nous n'avons pu relever en aucun endroit, dans les auteurs classiques, ni dans la thèse de Frey (1) sur les abcès pulmonaires, que les abcès cérébraux fussent une complication des suppurations pulmonaires, nous sommes amené à penser que l'intervention n'est pas étrangère à l'apparition de cette complication.

Nous ferons observer d'autre part que le genre de mort à la suite des pneumotomies n'est pas toujours noté. Peut-être aurait-on trouvé d'autres cas en faisant des autopsies complètes?

(1) Frey. *Des abcès pneumoniques*. Th. de Paris, 1891.

Quoi qu'il en soit, d'après les cas que nous avons cités, nous croyons pouvoir conclure que les abcès du cerveau constituent une complication secondaire possible à la suite de pneumotomie et qu'on doit en tenir compte lorsqu'on discute l'opportunité d'une telle intervention.

CHAPITRE VI

Manuel opératoire.

M. Reclus, dans son rapport au 9e Congrès de chirurgie, rééditant une phrase de Truc, disait : « Le manuel opératoire n'embarrassera jamais un chirurgien. »

Néanmoins il énumère à la suite toute une série de règles opératoires importantes.

Nous pensons, au contraire, que le manuel opératoire mérite d'être examiné de près, car il présente plus d'un point sur lequel les chirurgiens les plus émérites diffèrent encore d'opinion. Nous l'avons déjà vu à propos de l'exploration chirurgicale du poumon.

Sur d'autres points également, certaines règles reconnues il y a quelques années comme absolues sont ou contestées actuellement ou même complètement rejetées par la majorité.

Nous n'examinerons ici que le manuel opératoire en général, rejetant les points spéciaux à certaines affections pulmonaires aux chapitres qui en traitent.

Tout d'abord l'incision des parties molles a pour nous une grande importance. Beaucoup d'opérateurs se sont contentés d'ouvrir simplement un espace intercostal sur une plus ou moins grande étendue par une incision parallèle à cet espace. On n'obtient ainsi qu'une ouverture très limitée, tout juste bonne dans l'opération de l'empyème, mais ne permettant pas de se rendre compte de l'état du poumon. Si l'on veut faire alors la résection d'une côte, on ne la fera que difficilement et l'on sera obligé de prolonger son incision à ses deux extrémités, en haut, si l'on veut réséquer la côte supérieure, en bas, si c'est la côte inférieure à laquelle on veut s'attaquer. Or *la résection costale,* plus ou moins étendue, devant être ici la règle, l'incision devra d'emblée être suffisante pour permettre cette résection costale.

C'est là l'opinion de la grande majorité des chirurgiens. Cette incision est tantôt en L, tantôt en T ou en ⊥ renversé ou encore en U. Nous donnons la préférence à cette dernière incision comme étant la plus rapide à exécuter et donnant un lambeau unique assez étendu et facile à récliner en haut. Le lambeau ainsi dessiné variera de dimensions suivant les cas, mais il devra toujours mesurer au moins 12 centimètres à sa base, et avoir la hauteur de deux côtes séparées par un espace intercostal. Rien n'est plus facile d'ailleurs que de prolonger l'incision aux deux extrémités si la suite de l'opération en indique l'utilité.

Un autre avantage de ce lambeau est de pouvoir se drainer facilement. L'incision devra comprendre d'emblée toute l'épaisseur des téguments jusqu'au périoste des côtes. Celles-ci mises à nu, on procèdera à la résection.

Dans les cas d'hémorrhagie pulmonaire, dans les fistules pleuro-pulmonaires que l'on veut découvrir, dans tous les cas enfin, où l'on doit voir clair, cette résection n'est pas discutable.

Pour M. Michaux, dans les cas d'hémorrhagies, il faudrait d'emblée réséquer au moins deux côtes sur une étendue de 8 à 10 centimètres, c'est là un minimum pour pouvoir explorer le poumon.

Lorsqu'on a affaire à une cavité pulmonaire, cette résection aidera à la réparation de cette cavité et deviendra même une nécessité, comme l'a fort bien démontré M. Walther dans sa communication au Congrès de chirurgie de 1895.

La résection costale est donc fort importante puisque, outre la facilité qu'elle donne à l'opération : il est certain qu'elle doit jouer un rôle dans la guérison des affections cavitaires.

Nous n'insisterons pas sur la technique de cette résection qui se pratique comme à l'habitude : décollement du périoste à la rugine sur les deux faces, section avec le costotome ; ligature des intercostales s'il y a lieu. L'hémostase doit être ici particulièrement soignée, car on ne doit pas être gêné par le sang une fois que l'on sera sur le poumon.

La paroi étant désossée sur une étendue variable, on sectionne avec précaution les muscles intercostaux et sous-costaux pour les détacher de la plèvre pariétale sur la plus grande étendue du champ opératoire. C'est arrivé à ce point que les chirurgiens diffèrent essentiellement dans leur pratique.

Deux cas se présentent : ou bien la plèvre est adhérente au point que l'on vient ainsi de découvrir, ou bien il n'existe pas d'adhérences.

Dans le premier cas, il n'y a d'hésitation pour personne, on doit inciser cette plèvre adhérente et on pénètre ainsi directement dans le parenchyme pulmonaire.

Il n'y a eu divergence d'opinion dans ce cas que sur la valeur des différents procédés employés pour reconnaître si le poumon était ou non adhérent. Ce point n'ayant pour nous qu'une importance relative, on sait déjà pourquoi, nous ne nous étendrons pas sur lui.

Mais si l'on constate l'absence d'adhérence, si le poumon paraît se mouvoir librement sur le feuillet pariétal de sa plèvre, alors les avis sont des plus contradictoires. La plupart s'arrêtent et cherchent à provoquer ces adhérences ou à y suppléer en fixant le poumon de toute autre manière avant d'aller plus avant. C'est, pour ces chirurgiens, une règle absolue.

Truc considérait comme une contre-indication formelle à l'opération l'absence d'adhérences pleurales.

Quincke, de crainte que ces adhérences n'existent pas ou soient insuffisantes, agit toujours comme si elles n'existaient pas, et cherche à les provoquer par l'emploi de caustiques.

Nous ne saurions exposer l'étrange méthode de cette opération mieux que n'a fait M. Terrier (1) dans son cours à la Faculté : « Quincke croit prudent pour obtenir des adhérences auxquelles on puisse se fier, de détacher d'abord un lambeau des parties molles jusqu'aux muscles intercostaux et d'appliquer ensuite des rouleaux de pâte de chlorate de zinc sur les espaces intercostaux, et cela à plusieurs reprises. La pleurésie fibrineuse qui se produit alors est diagnostiquée par l'auscultation. Au bout de plusieurs semaines on résèque les côtes et, à ce moment, on place encore du chlorate de zinc. Si j'insiste sur l'étrange procédé que recommande Quincke, c'est qu'il l'a employé quinze fois environ, en y faisant parfois quelques modifications,

(1) TERRIER. *Loco citato.*

comme par exemple de remplacer le chlorate de zinc par des compressions trempées dans du chlorure de zinc ; quant aux résultats, il serait trop long de vous les détailler ici, mais je puis vous assurer qu'ils ne sont rien moins qu'encourageants. »

Un autre procédé se rapproche de celui-là, c'est celui de Volkmann qui consiste à appliquer sur la plèvre mise à nu, un tampon de gaze iodoformée stérilisée.

On le laisse en place 5 jours au moins. « Après ce laps de temps qui doit être plutôt augmenté que restreint, dit M. Reclus, les adhérences entre les deux feuillets de la plèvre sont suffisantes pour qu'on puisse ouvrir la caverne sans crainte de voir les matières septiques pénétrer dans la séreuse. C'est là le procédé de choix et qui nous paraît supérieur à l'application des pâtes caustiques. »

Nous avons vu appliquer ce procédé par M. Reclus à la fin de l'année 1895 pour un cas d'abcès dû à un retrécissement de l'œsophage ulcéré et profondément situé.

Les adhérences n'existaient pas. Malheureusement le malade est mort au bout du 6e jour des progrès de son abcès avant qu'on ait pu l'opérer.

N'est-ce pas là un exemple qui condamne ces méthodes de lenteur. Nous ne savons si dans ce cas des adhérences s'étaient déjà établies.

Après toute une série d'expériences instituées pour rechercher le procédé le plus propre à déterminer des adhérences pleuro-pulmonaires, M. Quenu, tout dernièrement, est arrivé à cette conclusion : « Que seule, l'*infection atténuée* de la plèvre est capable de provoquer une symphyse pleurale.

Mais peut-on avec ce procédé compter toujours sur des adhérences assez rapidement formées.

On voit donc que le procédé de Volkmann ne présente pas toutes garanties.

A côté de ces procédés on peut encore rapprocher celui de Cérenville qui provoque des adhérences en piquant le poumon à travers la plèvre.

Nous rejetons tous ces procédés comme constituant une méthode de lenteur que rien ne justifie.

Quand un malade présente une suppuration qui l'épuise, on n'a pas le droit de remettre l'opération sans des raisons capitales. Or, ce qui a suggéré ces méthodes, c'est la crainte exagérée du pneumothorax.

Nous avons fait à propos de l'exploration du poumon, l'étude de ce point spécial, nous n'y reviendrons pas.

La seule méthode que l'on doive employer, c'est la méthode rapide en une seule séance, la seule vraiment conforme à l'esprit chirurgical.

Cette opinion, qui est la nôtre depuis longtemps, est également celle du professeur Terrier (1), nous ne pouvons mieux faire que de citer ses propres paroles : « Si je vous indique ces méthodes de lenteur, c'est pour vous les déconseiller, la prudence vraie consiste à savoir aller vite. C'est pourquoi je vantais, tout à l'heure, la pleurotomie exploratrice s'il en est besoin pour être fixé sur le siège ; c'est pourquoi je repoussais l'opération en plusieurs séances. »

Il n'y a pas à hésiter en effet et l'intervention quelle qu'elle soit, pneumotomie ou pneumectomie, doit se faire en une séance, à moins de contre-indications que nous ne pouvons prévoir.

(1) TERRIER. *Loco citato.*

C'est la méthode qui tend à être adoptée maintenant par la majorité des opérateurs.

Pour éviter le pneumothorax et l'infection de la plèvre en cas de lésion septique, plusieurs procédés ont été employés.

Roux, de Lausanne, préconise une suture à arrière-point des deux feuillets de la plèvre, faisant une couronne hermétique autour du point que l'on va inciser.

Grâce à cette suture qu'il considère comme suffisamment étanche, Roux a pu continuer son opération et inciser un abcès sans pénétration d'air ou de liquide septique dans la cavité séreuse.

Ce procédé fort ingénieux peut avoir ses indications dans certains cas spéciaux où l'on a la lésion sous les yeux, où on peut la délimiter sûrement. Il faut bien reconnaître que ces cas de lésions assez superficielles, pour être accessibles à la vue et au toucher sans pourtant avoir provoqué d'adhérences, doivent être exceptionnelles.

Dans la majorité des cas cette suture gênerait considérablement l'exploration si celle-ci est nécessaire pour délimiter le siège exact de la lésion.

D'autres chirurgiens comme M. Poirier et M. Delorme préconisent le procédé depuis longtemps employé par Israël et qui consiste à fixer le poumon par deux fils passés en anses larges dans l'épaisseur du parenchyme pulmonaire et qui s'opposent ainsi à la rétraction de l'organe et à la formation du pneumothorax total. Ces fils sont simplement maintenus sans être serrés et enlevés une fois l'opération terminée.

On peut enfin supprimer les sutures qui seront souvent

plus gênantes qu'utiles et ouvrir délibérément la plèvre pour aller attaquer le poumon saisi avec des pinces de Museux, larges, pour l'empêcher de se rétracter par trop, si le pneumothorax donnait lieu à des symptômes inquiétants.

Cette pleurotomie franche est, nous l'avons déjà vu, pratiquée par beaucoup de chirurgiens, Michaux, Ricard, Quénu ; mais elle est surtout préconisée comme règle opératoire par Henri Delagénière, et c'est cette règle que nous adoptons absolument et recommandons.

Cette ouverture de la plèvre convient en effet à la majorité des cas, qu'on ait affaire à une hémorrhagie ou à une affection septique.

Dans ce dernier cas, l'ouverture de la plèvre a pour corollaire son drainage au point le plus déclive. Nous reviendrons plus loin sur cette méthode.

Doit-on, une fois le poumon découvert, employer la *ponction exploratrice* dans les cas de collections liquides ou suppurées ?

La plus grande divergence d'opinion existe sur ce point.

Truc recommande l'emploi de cette ponction. Foubert résumant l'opinion des auteurs dont il cite les observations, écrit : « On peut employer les ponctions exploratrices et aspiratrices. On est même tenté d'écrire qu'on *doit* les employer. »

M. Reclus, dans son rapport au 9e Congrès de chirurgie, en recommande l'emploi sans restriction. M. Monod trouve un grand avantage à la ponction qui lui a permis de diriger son incision vers une collection purulente le long de l'aiguille.

On pourrait appeler cette ponction, ponction directrice. D'autres chirurgiens emploient volontiers ces ponctions qu'ils estiment pouvoir seules les diriger sûrement vers le siège du mal.

Godlee pense qu'après l'incision thoracique la ponction est préférable à l'exploration avec le doigt ; il la regarde même comme indispensable.

Mais tout en recommandant la ponction, Foubert reconnaît « *qu'elle n'est cependant pas toujours innocente* ».

M. Michaux, quoique proclamant l'innocuité des ponctions, reconnaît leur inefficacité, puisqu'en deux occasions huit à dix ponctions dans différents sens ne lui avaient pas fait découvrir la collection qu'il cherchait.

M. Ricard trouve les ponctions « toujours aveugles, souvent insuffisantes, inefficaces, parfois dangereuses ».

M. Quénu affirme « son manque de confiance pour les ponctions dont on a également exagéré et la valeur diagnostique et l'innocuité ». Il fut une fois sur le point d'intervenir opératoirement sur un malade chez lequel une ponction avait provoqué des hémoptysies inquiétantes.

Les avis sont donc partagés.

Nous estimons que la ponction étant toujours aveugle doit être rejetée, d'autant plus que nous savons qu'elle peut devenir dangereuse. Elle doit céder le pas à l'exploration directe, comme nous l'avons déjà vu. D'autant plus qu'on redoutera de moins en moins de faire cette exploration.

Une fois sur le poumon et le siège de la lésion supposé connu, *comment incisera-t-on ?*

Nous ne faisons que signaler en passant la pratique de Quincke qui emploie ici encore les caustiques pour avancer peu à peu au-devant de la lésion ; ce procédé ne doit pas être suivi. Deux instruments peuvent servir à inciser le parenchyme pulmonaire : le bistouri et le thermocautère.

Le professeur Terrier emploie volontiers le bistouri; néanmoins il fait une distinction suivant les cas. « Aura-t-on affaire à du tissu résistant, dur, peu vasculaire, ayant la consistance du cuir ? C'est le bistouri qui sera le plus propre à le sectionner. Mais si le tissu pulmonaire est élastique, vasculaire, ou encore s'il présente cette congestion passive que certains auteurs décrivent autour de la collection, alors l'incision au bistouri doit être considérée comme dangereuse et c'est le thermocautère qui permettra d'ouvrir une large brèche dans la collection. L'emploi du bistouri peut présenter dans la plupart des cas l'inconvénient de faire saigner le poumon. » Tantôt cette hémorrhagie ne présentera pas de gravité ; mais le sang gênera la vue ou bien passant dans les bronches provoquera de la toux et des hémoptysies qui secoueront le malade, tantôt au contraire l'hémorrhagie pourra être assez sérieuse pour nécessiter un tamponnement qui interrompra l'opération.

Déjà en 1886, Rochelt, ayant fait deux pneumotomies, attribue à l'emploi du bistouri une hémorrhagie facilement arrêtée d'ailleurs qui survint lors de la deuxième opération et regrette de ne pas avoir employé le thermocautère, comme lors de sa première intervention.

Dans une intervention dont nous avons été témoin dans le service de notre maître M. Ch. Nélaton, l'emploi du bistouri donna lieu également à une hémorrhagie qui nécessita un tamponnement immédiat.

Le thermocautère employé par la grande majorité des opérateurs, n'eut jamais d'inconvénients à notre connaissance. Nous nous souvenons d'avoir vu, lors d'une pneumotomie faite par M. Monod, le thermocautère plongé jusqu'au manche dans le poumon à la recherche d'un abcès profond, et cela sans suite fâcheuse.

Nous pensons donc qu'il n'y a pas d'hésitation à avoir et c'est au thermocautère chauffé au rouge sombre que l'on devra donner la préférence.

Tout le monde sait d'ailleurs quels avantages en général présente cet instrument pour les sections où l'on veut éviter l'effusion du sang.

On a reproché au thermocautère de donner lieu à des eschares dont l'élimination peut être longue.

Reproche bien léger puisque dans les cas qui nécessiteront son emploi, les parois de la cavité pathologique devront également s'éliminer dans le même temps. En tout cas, quand on chemine à petit coup, on détermine des eschares bien peu profondes.

Il est encore un instrument excellent de l'emploi duquel on retirera souvent de grands avantages, nous voulons parler du doigt du chirurgien.

En effet, si l'on a affaire à une collection profonde, on pourra, après avoir entamé le parenchyme pulmonaire au thermocautère, introduire l'index qui, poussé lentement, entrera par effraction dans le poumon, et qui sans exposer à une hémorrhagie gênante recueillera chemin faisant des sensations. Ce procédé sera donc d'une grande utilité dans tous les cas où le diagnostic du siège de la lésion n'aura pas encore été suffisamment précisé par l'exploration extérieure du poumon. Il a rendu l'opération particulièrement facile dans les cas cités par MM. Ricard et Monod à la Société de chirurgie.

Une fois la collection vidée, kyste ou abcès, on peut désirer modifier, nettoyer les parois de la poche. Doit-on, peut-on faire des *injections antiseptiques ?* Ces injections étaient couramment employées par les premiers opérateurs qui suivaient ici les règles d'antisepsie générale. Aussi observèrent-ils de nombreux accidents.

Truc cite une observation de Billington où l'injection détermina des symptômes d'asphyxie qui faillit emporter le malade. Dans presque tous les cas où les injections furent employées on constata que, les premiers jours au moins, elles provoquent des quintes de toux fort pénibles qui y font renoncer. Le cas de Thiriar où le lavage fut si bien supporté que le liquide ressortait facilement par la bouche sans provoquer de toux, est exceptionnel.

M. Reclus dans son rapport se demandant si l'on doit employer des lavages antiseptiques, ajoute : « nous répondrons résolument non ! même le liquide fût-il poussé dans la caverne à très faible pression ». Il cite ensuite Fabricant qui rapporte quatre cas où ces lavages furent très mal tolérés et même entraînèrent la mort dans l'un de ces cas.

Aussi les injections sont-elles aujourd'hui abandonnées et même proscrites.

« Vous vous abstiendrez, bien entendu, du lavage inutile et dangereux, surtout si la collection communique avec les bronches », dit le professeur Terrier. La meilleure façon de faire l'antisepsie des parois d'un abcès pulmonaire est d'en frotter les surfaces avec un tampon imbibé soit de chlorure de zinc, soit de naphtol camphré. Le curettage de ces parois peut être dangereux et déterminer de graves hémorrhagies.

C'est aussi l'avis de Henri Delagénière. On se servira de la curette, mais avec grandes précautions ; on se trouvera mieux de l'emploi de tampons imbibés de solutions antiseptiques. Dans quelques cas où l'on aura affaire à une grande épaisseur de tissus sphacélés qui ne peuvent être enlevés par les tampons, on pourra, à l'exemple de Henri Delagénière, les enlever à l'aide des ciseaux et du doigt par morcellement, en allant du centre à la périphérie suivant la méthode de Péan et en s'arrêtant aussitôt que l'on verra apparaître le sang.

C'est une véritable pneumectomie par morcellement que l'on fait ainsi.

Après toute opération ayant ouvert une cavité contenant des matières septiques ou devant mettre un certain temps à se combler, on devra établir *un drainage*. Celui-ci est de toute rigueur pour éviter des accidents septiques, et permettre la cicatrisation de la poche. Il est pratiqué par tous les opérateurs.

On pourra drainer avec des mèches de gaze iodoformée, le plus souvent avec des drains assez gros. On se trouvera bien parfois d'associer les deux ensemble, la gaze faisant tamponnement et agissant comme topique antiseptique ; le drain servant à conduire au dehors les liquides septiques.

Une précaution bonne à prendre est de ne pas laisser trop longtemps le drain à la même place et de modifier de temps en temps sa situation. Walsham, Grainger Stewart, Sutherland rapportent des cas où le drain avait à la longue amené une ulcération des vaisseaux suivie d'hémorrhagie.

On fera bien également dans les cas de grande cavité de fixer le drain à la paroi par un fil pour éviter la chute de celui-ci, dans la cavité pulmonaire ou dans la cavité pleurale si celle-ci est ouverte.

Cultru, dans sa thèse sur les kystes hydatiques du poumon, cite quatre observations où l'on remarqua cet accident.

On aura rarement, pensons-nous, l'occasion de drainer le poumon dans toute son épaisseur en le traversant d'outre en outre comme le fit Mosler.

Telles sont les règles opératoires générales que l'on devra suivre dans les interventions sur le poumon. Mais à côté de celles-ci, il y a quelques procédés particuliers s'adressant à des cas spéciaux que nous allons examiner.

Plusieurs auteurs se sont préoccupés, lorsqu'on a affaire à des cavernes *du sommet*, de régler le manuel opératoire de façon à éviter la résection costale; en particulier lorsqu'il s'agit de cavernes tuberculeuses.

C'est ainsi que Hahn, de Berlin, conseille l'incision au niveau du premier espace intercostal, assez large, selon lui, pour permettre l'évacuation et le drainage sans résection costale.

M. Poirier et Jonnesco ont étudié également cette opération sur le cadavre et son arrivés aux mêmes conclusions : facilité de l'opération à travers le premier et le deuxième espace sans recourir à la résection des côtes. Disons de suite que nous ne voyons pas l'utilité immédiatement de cette précaution. Nous pensons même que si la résection costale fut jamais indiquée, c'est bien ici.

En effet, vider une caverne n'est pas tout, il faut permettre à ses parois de revenir sur elles-mêmes pour qu'elles puissent la combler, et comment cela pourra-t-il se faire précisément par la résection costale.

Nous décrirons ici le procédé de Henri Delagénière (1) pour drainer la plèvre dans tous les cas où celle-ci a été ouverte et en particulier lorsqu'il s'agit d'affections septiques du poumon.

« Le manuel opératoire est fondé sur les deux faits anatomiques suivants. Le sinus costo-diaphragmatique a une forme incurvée, et décrit en même temps que sa courbe circulaire autour du thorax une deuxième courbe en haut de telle sorte que la partie la plus déclive de la gouttière costo-diaphragmatique répond à la partie moyenne de la paroi costale de la poitrine, croisant en ce point la 8e côte en avant, dans un point correspondant sensiblement à la ligne axillaire antérieure et la 9e peu en arrière, au niveau de la ligne axillaire postérieure. Le lieu d'élection pour le drainage sera donc situé sur l'entrecroisement du trajet de la 8e côte et de la ligne axillaire antérieure ou sur celui de la 9e et de la ligne axillaire postérieure.

D'autre part, le sinus costo-diaphragmatique dans son trajet doublement incurvé n'affectera de rapports qu'avec les 6e, 7e, 8e et 9e côtes, de sorte qu'en réséquant ces côtes dans la plus grande partie de leur étendue on permettra à la paroi de s'affaisser en dedans et de venir effacer le sinus costo-diaphragmatique en favorisant l'accolement des plèvres costale et diaphragmatique.

Les déductions opératoires sont dès lors faciles à tirer et nous les formulerons ainsi :

(1) H. Delagénière. *IXe Congrès de chirurgie*, 1895.

1° Réséquer les 6e, 7e, 8e et 9e côtes dans la plus grande partie de leur étendue ;

2° Ouvrir la plèvre dans l'espace occupé par la 8e côte et établir le drain dans la partie antérieure de l'incision qui se terminera au cul-de-sac costo-diaphragmatique.

Telles sont en effet les règles à suivre pour assurer le drainage et la désinfection de la plèvre. Mais cette manière de faire présente d'autres avantages qui ont trait à la chirurgie pulmonaire proprement dite : par l'incision faite à la plèvre sur le trajet de la 8e côte, on peut facilement explorer la plèvre diaphragmatique, les lobes inférieurs du poumon et en enlevant une côte de plus (la 5e) le chirurgien aura l'accès facile des scissures interlobaires.

D'où il résulte que l'opération faite sur la plèvre servira pour exécuter toutes les interventions qu'on aura à faire sur les scissures pulmonaires et les lobes inférieurs des poumons, et cela d'autant plus facilement que le chirurgien peut se donner du jour en excisant, à la manière de Schede, la plèvre pariétale désossée.

Nous avons eu l'occasion de mettre ces données en pratique dans trois cas de chirurgie pulmonaire des lobes inférieurs, et dans ces trois cas l'intervention sur le poumon a été exécutée par l'ouverture faite à la plèvre sur le trajet de la 8e côte. Ces trois malades ont guéri *sans fistule,* la résection des côtes en rapport avec le sinus costo-diaphragmatique ayant permis l'effacement de ce sinus et le drainage parfait de la plèvre.

Or il s'agissait d'un cas de gangrène étendue du lobe inférieur, d'un kyste hydatique volumineux et suppuré, enfin d'un abcès du poumon.

La méthode que nous préconisons a donc reçu une confirmation clinique, mais nous avons vu qu'il s'agissait de trois cas de chirurgie pulmonaire des lobes inférieurs.

Pour les lobes supérieurs, la lésion sera trop éloignée du champ opératoire, elle sera hors de la portée du chirurgien et pourtant, dans ces cas, l'infection générale de la plèvre est aussi à craindre et aussi probable, et les mêmes règles de sécurité s'imposent.

L'observation suivante en est un exemple.

Lowson pratique le 14 février 1893 une pneumectomie partielle du lobe supérieur du poumon pour un foyer de tuberculose. Au bout de quinze jours il est obligé de pratiquer une ponction pour évacuer un épanchement sanguin collecte dans la plèvre, et plus tard il doit recourir à l'opération de l'empyème pour guérir le malade dont la plèvre renfermait du pus dans les parties déclives.

Le traitement pour ainsi dire préventif de la plèvre eût forcément évité au malade toutes ces complications.

Il nous paraît donc indispensable pour les affections septiques du lobe supérieur du poumon de traiter la plèvre comme dans les cas similaires des lobes inférieurs. Assurément la résection costale pourra être un peu limitée, mais dans tous les cas, la huitième côte et une de ses voisines, la septième ou la neuvième, devront être réséquées.

Reste la lésion pulmonaire elle-même. On devra agir directement sur elle par le chemin le plus court, ce qui sera d'autant plus facile à faire que par l'incision pleurale on aura pu se rendre compte de son siège précis. Cette deuxième opération pourra être faite dans la même séance ou dans une deuxième séance, si l'état du malade faisait craindre du shock opératoire. »

Le procédé nous semble excellent et comme mettant à l'abri des complications pleurales que viendraient compromettre le résultat de l'opération sur le poumon. Mais encore une fois, il ne s'adresse qu'aux cas dans lesquels les adhérences manqueront et où la plèvre sera infectée.

Les cas de pneumectomie chez l'homme sont rares et d'après eux, on ne peut établir de règles opératoires, d'autant que les cas qui nécessitent cette opération sont éminemment variables. Signalons donc simplement les procédés employés.

M. Tuffier, pour enlever un sommet contenant un noyau tuberculeux n'ayant pas provoqué d'adhérences, eut recours au décollement de la plèvre qui lui permit de faire le tour de ce sommet, de le saisir et de l'attirer au dehors. Après quoi, il le sectionna au-dessus d'une ligature en chaîne à la soie. Ce procédé est décrit tout au long dans la thèse de Richerolle.

Pour un cas analogue, Lowson employa des broches au-dessous desquelles il lia le sommet du poumon, avant de le réséquer, comme dans l'hystérectomie abdominale telle qu'on la pratiquait en ces dernières années.

Remarquons en passant que dans ce cas, loin de recourir au décollement pleural comme M. Tuffier pour éviter le pneumothorax, Lowson, au contraire, provoqua celui-ci en injectant dans la plèvre de l'air stérilisé.

Dans des cas de cancer propagé de la paroi du poumon, Krönlein, W. Müller, Weinlechner passèrent des fils qu'ils nouaient au-dessous de la portion malade du parenchyme pulmonaire et sectionnèrent celle-ci ensuite aux ciseaux.

Enfin, pour terminer, nous signalerons les recherches

récentes faites par MM. Tuffier et Hallion, Quénu et Longuet, pour régler la technique des opérations sur le poumon.

Le procédé de MM. Tuffier et Hallion (1) consiste à faire la respiration artificielle pour éviter ainsi le collapsus du poumon par le pneumothorax et les phénomènes graves qu'il pourrait entraîner. Cette respiration se fait à l'aide d'un long tube introduit dans la trachée et sur lequel on comprime celle-ci. La présence de tube nous semble devoir être gênante si l'opéré a une hémoptysie, même légère, ce qui est presque la règle quand on incise le poumon. D'autre part, ces auteurs pensent qu'on devra se mettre dans des conditions, à notre avis difficiles à réaliser. « L'air extérieur, disent-ils, doit être aussi pur que possible, car un air septique incessamment brassé par le va et vient du poumon dans une vaste cavité à parois humides ne manquerait pas d'y abandonner ses germes en abondance. »

Grâce à la respiration artificielle, MM. Tuffier et Hallion ont pu pénétrer sans accidents dans la cavité thoracique par les deux procédés suivants : 1° On divise à la scie le sternum sur la ligne médiane, dans toute la longueur et en écartant ensuite les deux moitiés de la cage thoracique.

2° On incise la peau transversalement en avant de la poitrine ; on incise de chaque côté du sternum deux espaces intercostaux symétriques ; on sectionne entre deux ligatures les vaisseaux mammaires, on divise transversalement le sternum au même niveau avec la scie ou la cisaille, et on entrebâille ou même on ouvre largement par une discission violente les deux espaces intercostaux maintenant réunis.

(1) Tuffier et Hallion. *Soc. de Biologie*, 21 novembre 1896.

Les auteurs de ces procédés ajoutent : Ces opérations paraissent encourager des tentatives du même ordre chez l'homme. Nous n'apprécierons pas cette méthode qui n'est pas encore entrée dans la pratique chirurgicale et qui, croyons-nous, n'est pas encore prête d'y entrer. Un de ses moindres inconvénients en tout cas, serait de nécessiter tout un ensemble d'appareils d'un usage peu courant en dehors des laboratoires de physiologie.

Nous en dirons autant du procédé de MM. Quénu et Longuet (1) qui, pour établir au niveau des bronches une pression suffisante pour combattre celle de l'air extérieur sur la surface du poumon, font respirer le sujet dans un milieu d'air comprimé.

Dans leurs expériences, ils ont vu le poumon s'appliquer contre la fenêtre thoracique avec tendance à la hernie.

Ces conditions ne seraient-elles pas défavorables dans bien des cas ? sans parler de la tendance « *des moindres incisions à prendre des dimensions étendues* ». D'autre part, comment pourra-t-on assurer l'étanchéité d'un appareil emprisonnant le thorax, mais devant laisser au moins une partie de celui-ci à découvert ? Comment régler la narcose, etc...

Il ne faut pas trop se hâter de conclure du poumon sain de l'animal au poumon malade de l'homme, et tous ces procédés, pensons-nous, resteront encore pour longtemps confinés dans les laboratoires.

(1) QUÉNU et LONGUET. *Soc. de Biologie*, 5 décembre 1896.

CONCLUSIONS

I. — Le traitement opératoire de certaines affections pulmonaires est une conquête récente de la chirurgie ; il semble devoir être fertile en interventions utiles.

II. — Les indications se présentent de plus en plus nombreuses à mesure que les cas d'intervention se multiplient.

III. — Certaines interventions sont faites et seront faites encore longtemps peut-être malgré contre-indication formelle par suite des erreurs fréquentes de diagnostic.

IV. — Les interventions chirurgicales dans les lésions du poumon ont démontré la possibilité de ces erreurs même par d'habiles cliniciens.

V. — Les modes d'exploration ordinaire du poumon, percussion, auscultation, sont souvent insuffisants et inefficaces pour préciser le siège exact de certaines affections pulmonaires localisées.

VI. — L'exploration directe ou chirurgicale du poumon doit être pratiquée dans ces cas et peut seule donner des indications nettes.

VII. — Cette exploration se fera soit par la palpation extérieure du poumon après pleurotomie, ou même directement dans le parenchyme pulmonaire par pneumotomie.

VIII. — La pleurotomie exploratrice et la pneumotomie exploratrice pratiquées avec toutes les règles de l'antisepsie doivent entrer dans la pratique chirurgicale, au même titre par exemple que la laparotomie exploratrice.

IX. — L'intervention opératoire dans les cas d'hémorrhagie grave incoercible est absolument légitime ; elle devient, dans certains cas, la seule chance de salut du malade.

X. — La pneumotomie est nettement contre-indiquée dans la dilatation bronchique diffuse quand celle-ci est diagnostiquée.

XI. — La pneumotomie doit être faite en une séance, qu'il y ait ou non adhérences pleurales.

XII. — La résection costale doit être la règle dans les interventions sur le poumon, soit qu'elle donne un jour suffisant pour atteindre la lésion, soit qu'elle favorise le retrait et la cicatrisation des cavités pathologiques.

XIII. — Le thermocautère est l'instrument de choix pour l'incision du poumon.

XIV. — Les lavages antiseptiques doivent être absolument proscrits.

XV. — Le drainage de la plèvre au niveau de la 8e côte sur la ligne axillaire devra être fait systématiquement toutes les fois que la grande cavité séreuse aura été ouverte dans une opération pour une lésion septique.

XVI. — Le pneumothorax ne sera pas une complication fréquente dans les interventions pour lésions inflammatoires du poumon.

XVII. — Dans les lésions traumatiques, il précédera le plus souvent l'intervention.

XVIII. — Les abcès du cerveau constituent une complication assez fréquente après les interventions pour suppurations pulmonaires pour entrer en ligne de compte quand on voudra décider de l'opportunité d'une intervention chirurgicale.

INDEX BIBLIOGRAPHIQUE

Nous ne citerons que ce qui a été publié depuis 1892 sur la chirurgie pulmonaire, la bibliographie avant cette époque étant au complet dans la thèse de Richerolle, 1892.

Bazy. — De l'incision exploratrice de la plèvre dans les lésions pulmonaires. *Cong. franç. de chirurg.*, octobre 1895.

— De l'exploration directe de la plèvre et du poumon. *Soc. de chirurgie*, novembre et décembre 1895.

Berger. — Pneumotomie pour kyste hydatique du poumon. *Société de chirurgie*, juin 1893.

Behr. — *Du traitement des kystes hydatiques du poumon*. Th. doct. Paris, 1894.

Bonnet et **Desfosses**. — Incision d'un foyer de gangrène pulmonaire. *Soc. anat.*, décembre 1895.

Dandridge. — The surgical treatment of pulmonary cavities. *Ann. surg.* Philadelphie, 1894, XIX, 129-45.

Delagénière (H.). — Kyste hydatique du poumon gauche rompu dans la plèvre, traité successivement par la pneumotomie puis l'extirpation du kyste. *Bull. de la Soc. de chirurg.* Paris, 1893, XIX, 389-94.

— Contribution à l'étude de la chirurgie de la plèvre et du poumon. *Arch. provinc. de chirurg.*, 1894.

Delorme. — *VIIe Congrès de chir.*, 1893.

— *IXe Congrès de chir.*, 1895.

— *Soc. de chirurg.*, décembre 1895.

Doyen. — *IXe Congrès de chir.*, 1895.

Fabricant. — De l'intervention chirurgicale dans les maladies pulmonaires. *Chir. Viestnix*, novembre 1894 (en russe).

Gaston. — The present status of thorac. surgery. *J. am. medic. Assoc.* Chicago, 1893, XXI.

Guillemot et **Herbet**. — *Société anat.*, décembre 1896.

Heydweiller (Franz). — *Ueber Lungenchirurgie*. Berlin, 1894.

Hofmokl. — Bronchectasia apicis pulm. dextri; Pneumatomia; Heilung. *Wien. medic. Press*, 1893, XXXIV.

Jayle et Raffray. — Pneumotomie pour abcès pulmonaire. *Soc. anat.*, 1893.

Jonnesco. — Kyste hydatique du poumon; pneumotomie, guérison. *IXe Congrès de chirurgie*, 1895.

Krause. — Du traitement opératoire de la gangrène pulmonaire, notamment dans les cas où la plèvre est restée saine. *Deut. medic. Wochen*,, avril 1895.

Leech (P.). — Gangrenous abcess of the lung, operat., recovery. *Lancet.* London, 1894, 1, 87.

Lowson. — *Brit. medic. Journ.*, 2 juin 1893.

Lopez. — Hernia pulm. resecion y curacion. *Siglo medic.*, Madrid, 1894, XLI, 198-200.

Lützenberger (H.). — *Ein Beitrag zur Lungengangrän und deren operativen Behandlung.* Th. de Halle, 1894.

Marchant (Gérard). — *IXe Congrès de chirurgie*, 1895.

Matignon. — Considérations sur un cas de pneumotomie pour abcès du poumon. *J. de méd. de Bordeaux*, 1893.

— *L'intervention chirurgicale dans les abcès du poumon. La pneumotomie.* Paris, Asselin-Houzeau, 1894.

Michaux. — Trois cas de chirurgie du poumon. *IXe Congrès de chirurgie*, 1895.

Monod. — *Soc. de chirurg.*, novembre 1895.

— *Mercredi médical*, décembre 1895.

Müller (W.). — Un cas de résection de la paroi thoracique et du poumon suivie de guérison. *Deut. Zeit. f. Chirur.*, 1893, XXXVII.

Omer. — Résection totale d'un poumon. *Lyon médical*, 1894, LXXVI.

Plake-White. — Pneumotomie pour gang. pulm. *Medic. News*, janvier 1893, p. 14.

Poirier. — Pneumotomie pour caverne tuberculeuse. *Soc. de chirur.*, Paris, 1894.

Quénu. — De l'intervention chirurg. dans les plaies du poumon. *Soc. de chirurg.*, novembre 1895.

Reynier. — *IXe Congrès de chirurgie*, 1895.

Reclus. — Rapport sur la chirurgie pulmonaire. *IXe Congrès de chirurgie*, 1895.

Ricard. — Chirurgie du poumon. *Soc. de chirur.*, 20 novembre 1895.

Rodman. — Pneumotomy. *Am. Pract. and News.* Louisville, 1894, n° XVIII, p. 222.

Rochester (D.). — Three cases of lung abcess, with comments upon the etiology, diagnosis and treatment of the condition. *Medic. News* Philadelphie, 1894, n° LXIV, p. 61-64.

Sanctis (de) et **Feliciani.** — Ferita da taglio del polmone, sutura, guarizione. *Rif. medic.*, Napoli, 1894, n° X, p. 98-101.

Segond. — *Société de chirurgie*, décembre 1895.

Shurly. — Artificial opening of pulmonary cavities insertion of rubber tub and injection of chlorine gas. *J. Am. medic. Assoc.*, Chicago, 1893, XXI, p. 297.

Sorel. — De la décortication du poumon. *Bulletin médic.*, Paris, 17 novembre 1895.

Terrier. — *Leçons professées à la Faculté*, novembre et décembre 1896, in *Progr. médic.*

Tuffier. — Du décollement pleuro-pariétal en chirurgie pulmonaire. *Soc. de chirurgie.* Paris, novembre 1895.

Walther. — Des modes de réparation des cavités pulmonaires. *IXe Congrès de chirurgie*, 1895.

White (J.-B.). — Pneumotom twice in the same patient for the relief of tuberculous abcess and gangrene of the lung, recovery. *Medic. News.* Philadelphie, 1893, n° XII, p. 38.

TABLE DES MATIÈRES

IMPRIMERIE LEMALE ET Cie, HAVRE

www.ingramcontent.com/pod-product-compliance
Ingram Content Group UK Ltd.
Pitfield, Milton Keynes, MK11 3LW, UK
UKHW031929260826
14628UKWH00004B/1516